JN244139

精神科症例報告の上手な書きかた

第2版

仙波　純一　著

星和書店

本書は，『精神科治療学』誌（星和書店）第21巻4号（2006年）〜第22巻1号（2007年）にかけて「連載　症例報告の上手な書き方」として掲載された内容に，今回新たな書きおろしを加え，あらためて加筆・修正をしたものです。

第 2 版の序文

医学論文を作成するための図書はたくさん出版されているが，どれも大部で読み通すのは大変である。症例報告を書くためであれば，簡潔に記述した小ぶりな体裁の本でもよいであろうと考えたのが本書を執筆した理由である。精神科では患者の発言や行動を正確かつ学術的に表現しなければならないので，短い記載でも精神科ならではの工夫が必要となる。本書が精神科医向けの症例報告のガイドブックとして重宝されてきたのは執筆者としてもさいわいである。

最近，医学研究では対象となった患者のプライバシー保護や，研究者の利益相反が大きな問題となってきている。そのため，症例報告でも適切なプライバシー保護や執筆者の利益相反開示が必要となっている。これらの点を含めて，本書を改訂しなければと思っていたのであるが，改版を機に加筆する機会を得た。同時に，古くなった参考文献やインターネットの利用法などを更新した。今回の改版が症例報告を作成しようとする，特に若い精神科医の助けになることを期待したい。

2019 年 3 月

仙波純一

まえがき

医学論文の書きかたについては，現在たくさんの良書が出版されている。多くは英文による国際誌への投稿を目指すものである。このような本格的な大論文とまではいかなくても，読者の興味を引くような症例報告は，われわれの臨床活動や自己研修では貴重な情報源となる。これは精神医学分野に限らない。実際，医学雑誌では多くの紙面を症例報告に充てているし，われわれも自分の経験と重ね合わせながら投稿者の報告を読み，自分たちの臨床場面で生かしている。医師１人が経験する症例数には限りがある。報告されるような貴重な症例を知ることによって，自らの臨床経験を補い深めることができるのである。したがって，自らの属する医学分野の発展に貢献するような症例を報告するのは，医師にとっては，ある意味で義務といってもよいかもしれない。

しかし，症例報告を書くことは推奨されているとはいえ，初めて執筆する若手の医師にとっては困難が多いのが現実である。貴重な症例を経験しても，それをどのように報告すればよいか指導してくれる先輩の医師がいない，あるいは多忙すぎて指導をお願いするのも気が引けるというのが実情であろう。最近日本精神神経学会の専門医の申請では経験した症例をケースレポートの形式で提出しなければならない。字数も限られているので，簡潔で要点を得た記述が必要である。

筆者は今まで精神科学術誌の編集委員などを担当し，多くの症例報告を読む機会を得た。投稿された症例報告でそのまま掲載受理となる論文は少ない。ほとんどはなんらかの問題点を指摘されて，改訂を経て掲載されるのである。このとき指摘される問題点は，すべての投稿論文に共通するものが実に多い。とくに精神医学分野では，検査所見を羅列することよりも，患者の言葉や行動を，専門用語を交えながら，誤解のない表現で示すことが重要となる。しかし，症例報告の執筆については，文章の書きかたについてまで詳しく書かれたガイドブックはほとんどみあたらない。そこで，それならば筆者がこのような共通する問題点について解説していこうと考えた。

筆者自身さほど多くの論文を書いているわけではなく，身の程知らずといわれてしまいそうである。その分野での大家と呼ばれる先生が書かれるべきなのかもしれない。しかし，たくさんの論文を読んできたという経験は自慢できるのではないかと思っている。以前所属していた大学は通信制ということもあり，今まで論文などまったく書いたことのない学生から送られてきた論文の添削で忙殺された記憶がある。もちろん完成度からいえば，雑誌に投稿されてくる医師の論文とは比較にならない。しかし，執筆の際に留意しなければならない点については共通するものが多い。

本書は当初『精神科治療学』誌に連載された原稿に加筆したものである。試みとして筆者の作りかけの症例報告を追加してみた。こんなふうに作っているのかということが少しでも理解され，自分も書いてみようと意欲的になってほしいというのが，筆者の希望である。最後に編集を担当された星和書店の近藤達哉さんに感謝いたします。

目　次

第1章

「症例報告」を書く

I．はじめに

最近では，学会の専門医申請を含めたいろいろな機会で，公式の症例報告（ケースレポート）を書かなければならないことが増えている。症例報告を書くことについては，精神科医は他の科の医師よりは筆の立つ人が多く，手慣れているといえるかもしれない。しかし逆に精神科では，患者の主観的な体験や奇妙な行動などを客観的に記載しなければならず，ある程度の文章力が必要ともなってくる。これは，内科などのように検査結果の数値とその解釈が重要視される分野とは大きく異なっている。

本書では，主に若手の精神科医に向けて，症例報告を上手に書くための方法を解説していく。症例報告のレベルは，とりあえず雑誌に投稿できるくらいの正式のものを念頭に置いている。というのも，このような症例報告が，広義の症例報告の原型となると考えるからである。実際には発表場面，対象者，目的などにより，症例報告も強調すべき項目が異なってくるはずで，いろいろなバリエーションをとることになるであろう。

このように症例報告では，個人的なメモとは違い，発表のルールに沿って整った記述が必要になるのである。しかし残念ながら，その訓練は医学部在学中にされることはほとんどない。みな卒業してから，先輩から教えられたり，文章をならったり，あるいは医学雑誌を読んだりして，その書きかたを練習するのである。しばらく正式の症例報告を書いたことがない，あるいは書きかたをていねいに教えてくれる先輩がいないような人たちに，本書が少しでも役に立てば幸いである。そして短いケースレポートの執筆にとどまらず，興味ある症例を経験されたならば，『精神科治療学』のような医学雑誌に積極的に投稿されることを期待している。本書はそのための執筆ガイドとなることも計画しているのである。

さて，第１章はなぜ症例報告を書くのかといった，理屈っぽい話から始まる。

II．いろいろな「症例報告」

精神科医に限らず，医師ならばいろいろな機会に広い意味での症例報告を作成している。たとえば病院内のケースカンファレンスで，簡単な症例のまとめを作ったりすることに始まり，カルテに添付する正式の退院時サマリーなども「症例報告」である。当然これらの症例報告では，どれくらい詳しく記載するか，何を中心に記載するかなどは目的ごとに違ってくる。病棟などでの多職種のカンファレンスは時間も短いこともあり，現病歴と関係のない既往歴を長々のべるのは意味がない。一方で，回診など主に医師どうしのカンファレンスでは，一見疾患と関係なさそうな情報でも提示することが必要である。また専門医や精神保健指定医などの資格を取得するために，一定の形式に沿った症例報告を提出することが必要なこともある。さらに，興味ある症例を医学雑誌に投稿するために，かなりきちんとした症例報告を書き上げなければならないこともある。

以上のような実際的な動機によるだけでなく，症例を報告するということは，大げさにいえば医学そのものになんらかの貢献をすることである。これは必ずしも症例の珍しさによるのでもないし，多数例を調べ上げて数の力でむりやり説得させるというものでもない。

III．EBM 時代からみた症例報告の位置づけ

1．EBM 時代の症例報告

「医学的な根拠が重視されるこの EBM 時代に，1例の報告などしても意味がない」という意見がある。たしかに大規模におこなわれたランダム化比較対照試験（RCT）などに比べれば，1例の報告のもつ医学的なエビデンスが弱いことはいうまでもない。しかし一般の臨床医にとって RCT やコホート研究などは実際のところ実行不可能であるからといって，説得力のある臨床データの提示を伴う臨床報告の価値はけっして低くないはずである。疾患のもつ多様性は RCT からは必ずしも得られない。たとえば臨床試験はふつう多くとも症例数は 1,000 人くらいである。5,000 人に1人くらいの副作用は，重大なものであるかどうかにかかわらず，臨床試験ではみつからない可能性がある。また実際の臨床

場面は，コントロールされた臨床試験とは異なり，実に多彩である。症状の多様性，治療反応への多様性，合併症の多様性，患者の年齢や置かれている状況の多様性。このなかからRCTなどの研究からは見過ごされてしまうような臨床的事実をみいだすことができる。また先人たちの精神医学研究は1例研究でなされたことも記憶されるべきであろう。精神科医のもつ観察力の重要性は，クレペリンやフロイトの症例報告を読まれれば自明である。

2．症例報告の限界

とはいえ，症例報告によりなにかを主張しても，そのエビデンスが弱いということは事実である。症例報告で取り上げられたできごとが，後日過ちであったということもありえよう。少しでもエビデンスの質をよくするために，いくつかの工夫が必要である。まず，精神医学では患者の主観的な訴えが多いので，提示を工夫する必要があるであろう。延々と患者の訴えを並べるだけではだめで，診断や経過について説得力のある書きかたが必要となる。たとえばなんらかの医学的な介入のあと，症状が改善したというときに，医師が単に主観的によくなったと書いても説得力はない。症状評価尺度を使うというのも1つの工夫である。しかし数字で出てくるから説得力があるだろうと，今度は付け焼き刃の統計法を用いて，数字をいじくり回すのも感心しない。診断を構造化面接にすればよいとは必ずしもいえない。実際，毎日構造化面接ができるほど臨床場面には時間がない。さらに，臨床検査などを含む提示すべきデータや，経過の図示なども工夫が必要である。これらの具体的な工夫については今後にのべることにしよう。

3．症例集の問題点

症例集（ケースシリーズ；case series）となる症例報告の意味も考えてみよう。症例報告は，必ずしも1例だけとは限らない。同じような特徴をもった症例を，2例，3例，あるいは10例以上集めて報告することもある。この場合は，狭義の症例報告というよりも臨床研究論文になるかもしれない。しかし，これは正式の臨床研究のようにあらかじめ研究方法をデザインしておこなわれたものではない。症例を収集する期間も決めていないし，縦断的に調べて対象症例を探してくることもあるし（実際はカルテから後ろ向きに調べることが多い），思いついた時点での症例を集めただけかもしれない。場合によっては数人の主治医が担当した症例のこともある。したがって，症例集報告はそれだけでは病因や治療効果をきちんと証明する論文とすることは難しい。「ある治療法が有効であった統合失調症の5例」を報告しても，無効例や悪化例が入っていないのであるから，真の有効率はわからない。しかし堅実な方法論に基づいた症例集報告の意義は無視できない。緻密かつ長期の観察から得られる臨床経過や予後の所見は，大きな臨床的意義をもたらすはずである。

Ⅳ．なぜ症例報告を論文として雑誌に投稿するか

学術報告として雑誌へ投稿する症例報告がある。医学雑誌の紙面のなかでは，症例報告の欄がもっとも臨床医によって読みやすく，興味を引く部分ではないだろうか。ちなみに『精神科治療学』誌では，「研究報告」と「臨床経験」のジャンルが症例報告

を扱っている。難解な研究報告や膨大な総説を読むよりは，同僚である精神科医が臨床場面でどのような経験をしているかを知ることは，隣の様子を垣間みるような興味があるともいえる。おもしろい症例を経験したのでみなに紹介したいという気持ちは，医局で同僚と興味ある患者について雑談したくなるのと同様に，医師ならばみなもっているはずである。とはいっても，投稿論文としての症例報告のときには，それなりの体裁を整えなければならない。その要点を次に挙げていこう。

1．何が「報告する価値のある」症例なのか

経験の乏しい医師と，多数の患者を診察してきた医師との間では，「症例の珍しさ」などの感じかたが異なるのは当然である。経験の乏しい医師にとっては，経験したすべての症例はみな珍しくみえてしまう。「非定型ですね」といわれても，「定型」を多く経験していない若手医師には理解できない。本当に報告する価値のある症例なのかは，まず指導医に相談してみよう。しかし，一方で指導医が陥りやすい罠もある。経験が長ければ長いほど珍しい症例は少なくなるのである。したがって，どれも「よくある症例」と思って，個別の特徴に気づかないで終わってしまうことがある。また「貴重な症例である」とわかっていても，ついおっくうになって症例報告としてまとめるのを躊躇してしまうこともある。指導医としては，上手に若手医師をおだてて，症例報告作成にもっていくように指導すべきであろう。

2．１例報告でも全体を流れるストーリーが大切である

症例報告は職場の「症例カンファレンス」のレジメではない。どのようなことを問題としているのか，そしてそれはどのように解決されたかが，はっきりとした主張で貫かれていなければならない。そのストーリーはさまざまである。たとえば特異な症状や経過を示したというものがある。だれも「幻覚と妄想を示した統合失調症」のような表題の論文は読みたいと思わない。身体疾患の発見や併発，特異な生活史や家族関係と疾病との関連などは，「まれではあるが重要な体験」として貴重である。診断に苦しんだ，あるいは治療に苦しんだという経験もみなに共有してもらいたいものである。なかには恥ずかしいが「誤診」であったこともあるかもしれない。

3．新しい治療法の発見と応用がもっとも多いストーリーである

精神科領域の雑誌を眺めてみればすぐわかるように，薬物の新しい使用による効果を示す症例報告がよくみつかる。この場合は，１例報告でなく，数例の報告であることが多い。ただし意地悪な見方をすると，無効なものを隠蔽していると勘ぐられることもありうる。このような症例報告では，いくつか注意しておくべき事柄がある。まず薬物などの適応外の使用である。研究としておこなわれる治療ならば倫理的，あるいは手続き的な問題が生じる。思いつきでおこなうことは許されない。きちんとしたプロトコールに沿い，場合によっては施設の許可をもらっておこなわなければならない。また，その結果の書きかたも注意しよう。無効例を示していない以上，治療の有効性をむやみに一般化するような書

きかたは遠慮したほうがよい。どのような特徴をもった症例に有効であったか，そしてそれは医学的にどのように説明可能であるかということを，報告の中心に据えるべきであろう。また特定の薬物の有効性を強調するような場合は，その薬物を販売している製薬企業との利益相反（conflict of interest, COI）にも注意しよう。

V．英文で書くべきかどうか

英文で書きインパクトファクターの高い国際誌に投稿するというのが，研究者としてのキャリアを積むために必要な時代である。それがよいのか悪いのかはさておいて，その症例報告が日本のローカルな話題に限らないときには国際誌に投稿してみよう。ただし，国際誌の症例報告はわが国のそれとは趣がかなり異なることに注意すべきである。臨床的な有用性が，学術的な意義よりもずっと高く評価されているようである。その意味で，症例についての高踏的な議論は国内雑誌より少ない。このときの文章は通常の研究論文よりも簡潔でなければならず，症例の書きかたもわが国の慣習的な書きかたとはかなり異なる。わが国の症例報告は記述的であるが，国際誌では症状を要点で表現しているのが特徴である。したがって英文にもそれなりの洗練が必要である。残念なことであるが，最近はメジャーな精神医学国際誌には症例報告が載ることはまれになっている。

参考文献

1）Jenicek, M.（西信雄，川村孝訳）：EBM時代の症例報告．医学書院，東京，2002．
(EBMに基づいた症例報告の臨床的意義に始まり，具体的な執筆方法などについても言及しているが，訳本ということもあり全体にかなり理論的である)

第2章
症例報告を執筆する前の準備

症例報告に限らないが，論文を執筆する際に準備すべきものを挙げてみよう。コンピュータと論文執筆用のソフトなどの道具面だけでなく，日常診療の際の心構えなども挙げてみた。なお，ここでは筆者の意見が強く出ているので，必ずしもこうでなければならないというものではない。

Ⅰ．用意するもの：ハードとソフト

1．なんといってもインターネットに接続されたコンピュータがなければ始まらない

ワープロソフトを入れたコンピュータはさすがに必需品である。原稿用紙に向かって正座し，ペンでマス目を埋めていく作業では，もはや能率的に論文を作成することはできない。

コンピュータであれば，Macintosh でも Windows でも，少なくとも論文作成作業に関しての機能は同等である。どちらでも好みの機種を買われてよいが，周辺に同じ機種をもっている同僚がいると，使いかたを教えてもらったりする上で心強い。自分の周りにみられる機種をよく観察して決めるのがよいであろう。また，

さまざまな情報を執筆の途中で調べるためにも，インターネット環境は必須である。

プリントアウトを画面上で確認したり，複数のアプリを立ち上げながら作業するためにも，できるだけ大型画面のディスプレーを備えた機種を推薦する。

2．ワープロソフトを含めたソフトウエア

ワープロソフトとしては，マイクロソフト社のWordとジャストシステム社の一太郎がde facto standardになっている。その他のソフトの場合，これらのソフトとの互換性を確認しておくこと。

Wordと一太郎はお互いのソフトどうしで開くことができる。特別に凝ったことをしなければ，どちらでも機能はほぼ同じである。筆者の印象であるが，全部を英文で書くときにはWordのほうが使いやすいかもしれない。原稿用紙を字で埋めていくような執筆のスタイルを好む人には，一太郎のほうがしっくりくるであろう。

3．文献整理ソフト

論文を書くときには多くの文献を読まなければならなくなる。すでに報告されていることにまったく気がつかずに執筆してしまうと，後日恥をかくことになりかねない。ある程度，現在までの研究の流れを文献から調べておく必要がある。ある事柄についてすでに報告があれば，それを引用することで自説を補強することができる。

これらの文献は症例報告を書くときには手元に置いてあるはずである。20件くらいであればなんとかリストをワープロで打ち込むことは可能であるが，それ以上になると単純作業にうんざりしてくる。ページや巻などの数字の入力は間違いやすいこともある（実際に掲載された論文にも間違いが多い）。さらに，論文では本文中に引用文献を挿入しなければならないが，悩ましいことに雑誌によって本文中の引用の仕方が異なる。『精神科治療学』誌では文献に番号を付けて本文中に挿入することになっているが，著者と発表年度を括弧内に入れる方法もある（たとえば，［仙波ほか，2006］など）。しかし文献の並び順にしても，『精神科治療学』誌のように筆頭著者名のABC順のこともあれば，本文に出現する順のこともある。番号順の場合は，論文作成中に新たに文献を挿入したり削除したりすると，すべての番号をふり直さなければならなくなる。

それだけでなく，文献の書誌事項（著者名，論文名，雑誌名や号，ページ番号，発行年など）の書きかたや雑誌の略しかたも，雑誌によってさまざまである。表2-1にいくつかの雑誌で指定されている引用文献のあらわしかたを示した。それぞれ発行年の位置，コンマ，ピリオド，セミコロン，コロンなどの使いかたや雑誌名の省略方法などが異なっていることに留意されたい。

以上のような不便をすべて解決するのが，文献整理ソフトである。わが国ではユサコ社のEndNoteとフリーソフトのMendeleyが有名である。EndNoteにも機能を限定したフリーソフト版（EndNote basic）がある。また，大学図書館などを利用できる人にはRefWorksも使用できる。どちらもPubMedや医学

表2-1　いろいろな雑誌での引用文献の示しかた(各誌の投稿規定より)

雑誌A（『精神科治療学』星和書店）
大月三郎，佐藤光源，黒田邦彦ほか：透明中隔水腫の8症例．精神経誌，67；134-150，1965．

雑誌B
大月三郎，佐藤光源，黒田邦彦，他：透明中隔水腫の8症例．精神経誌 67：134-150，1965

雑誌C
大月三郎，佐藤光源，黒田邦彦他：透明中隔水腫の8症例．精神経誌，67：134-150，1965

雑誌D
大月三郎，佐藤光源，黒田邦彦，ほか．透明中隔水腫の8症例．精神神経学雑誌 1965；67：134-150．

雑誌E
大月三郎，佐藤光源，黒田邦彦，他（1985）透明中隔水腫の8症例．精神神経学雑誌，67：134-150．

中央雑誌やJ-Dreamなどのデータベースから文献の書誌事項をダウンロードできる（方法については各ソフトのホームページを参照)。数が多いときには，自分で1つひとつ文献を入力するより，はるかに能率的に文献データベースが作成できる。

どちらのソフトも，ただちに違った雑誌の投稿規定に変更できる。ただし，現時点ではEndNote以外の文献管理ソフトでは日本語の文献を取り込みにくいようである。ただし，これらのソフトを使い慣れるのに時間がかかるのはいたしかたない。

4．その他のソフト

辞書のソフトは，医学事典（辞典）だけでなく，国語辞典，英和・和英辞典，さらには英語用語辞典などがCD-ROMの形で販売されている。ワープロ作業をしながら辞典をみるときには，これらの辞書がコンピュータにインストールされているときわめて便利である。一度使うと，電話帳のような書籍体の辞書には戻れない。医学用語に関しては，ライフサイエンス辞書プロジェクトのように無料で公開されている辞書もある。インターネットの検索機能を用いても，簡単な語句であれば辞典として使うこともできる。

表計算，簡単な統計処理，グラフ作成，表作成などではマイクロソフト社のExcelなどの表作成ソフトが必要である。専門的なグラフ作成ソフト（Synergy Software社のKaleidagraphなど），画像処理や作図のためのソフト（Adobe Software社のPhotoshop，Illustratorなど）もあると便利である。執筆と同時に学会発表も考慮しているのならば，プレゼンテーション用にマイクロソフト社のPower　Pointなども用意したい。ただし，PhotoshopやIllustratorは多機能であるがかなり高価で，習得までに時間がかかる。一般的な使用に対してより機能を限定した安価なバージョンも市販されている。

II．インターネットの利用

インターネットの情報網に入らず論文執筆をすることは，ほとんど不可能な時代になりつつあることを覚悟すべきである。PubMedや医学中央雑誌，医学雑誌出版社のホームページに常にアクセスでき，ちょっとした調べごともネット上で検索しやすく，きわめて能率的にコンピュータ上で執筆できる。

1．データベースからの文献検索

医学データベースとしては，国際的にはPubMed，国内では医学中央雑誌や科学技術振興機構（JST）が提供するJDream IIIがある。PubMedはアメリカのNational Medical Libraryが作成した膨大な医学論文データベースで，無料でインターネット上に公開されている。毎年検索方法が充実してきており，いきなりの初心者でもそれなりに文献を引き出すことができる。ここではその方法を詳しくのべる紙面がないので，高度な検索のためには，何箇所かの医学部図書館（出身大学の図書館がアクセスしやすいかもしれない）のホームページで使い方が紹介されていることが多いので，そこを参照されたい。PubMedの検索ページを日本語訳したサイトもいくつかある。

一方，医学中央雑誌は医学中央雑誌社が運営しているデータベースである。有料であるが個人でも加入できる。わが国で出版された医学論文が1983年から収集されている。多くの病院や大学では施設として加入していることであろう。JDreamは旧日本科学技術センターが提供していたJOISと旧JDreamのデータベースが併合されたもので，わが国の学会誌，各機関の紀要，学会抄録集，厚生労働省や文部科学省の研究班報告書なども含まれている。医学以外のデータも含み，医学中央雑誌より量は大きい。ただし検索のしやすさは医学中央雑誌に一日の長があるようである。施設で契約する以外に，従量料金制で個人で利用することができる。いずれも複写サービスが付属しているので，インターネット経由でコピーの注文が可能である。

III．ふだんからの準備

1．あとからあわてないようにデータをまとめておく

診療を開始してからその症例に興味をもったときに，今後症例報告をするために，データをきちんとまとめておくことが症例報告の第一歩である。このときは，なるべく早く基礎値となるべき検査値や症状の記載をカルテなどに残しておこう。たとえその後，報告するにはあたらないと判断されることがあるとしても，今後の練習や学習と思えば，無駄であったということにはならない。むしろ，途中で症例報告をしようと決断しても，比較のための基礎データはもはや得られないことがある。また，過去の症状を思い出すこともむずかしい。前向きの研究がもっとも説得力をもっていることを銘記してほしい。とはいっても，どの時点で「興味ある症例」であるかを判断するのは，初心者にはむずかしいかもしれない。これは相談されたときの指導者の義務でもあろう。

検査結果や症状をきちんと把握しておこう。これは，むやみに検査をしておくということではない。通常の診察範囲よりやや広いくらいでよいだろう。たとえば，ふつうは脳波や内分泌検査まではおこなわないが，このような場合は「念のために」情報を取っておく（ただし，このときは保険診療についての配慮が必要で，費用の面で患者の了承を得なければならないこともある）。構造化面接とまではいわないまでも，症状評価尺度で事後に点数を付けられるくらいには症状を把握し，カルテに記載しておく。興味深い症例と思ったら，とにかく診察で聞いたことをカルテにもれ

なく書いておく。そうすれば，付加的な情報もある程度あとから思い出すことができる。そのためには，有名な症状評価尺度の項目くらいはいつも参照できるように机の上に置いておくべきであろう。もちろん理想は評価法のトレーニングを受けることである。そこまで至らなくとも，PANSS（陽性陰性症状評価尺度），BPRS（簡易精神症状評価尺度），HDRS（ハミルトンうつ病評価尺度），長谷川式簡易知能検査スケールやMMSE（Mini-Mental States Examination）などはいつも手元に置いておきたい。暗記しておく必要はなく，必要に応じてそれをみながら患者に質問すればよい。また，学術発表とする可能性について，患者さんに説明して，ある程度の了解を取っておく方がよいかもしれない。実際に専門誌に投稿するときには，患者さんの同意が必要となるからである。

2．ふだんから医学雑誌を読んで，どのような症例報告があるかみてみよう

最近は『精神科治療学』誌以外にも，たくさんの精神科専門誌が刊行されている。多くの症例を読んでみると，「このような症例は自分も経験した。珍しくなんかないじゃないか」とか，「ふーん，こんな症例もあるんだ。でも珍しいばかりで臨床的な意義はどうかな」というような否定的な感想をもつこともあるかもしれない。逆に「なるほど，これからそのような目でみていこう」と自分の診療姿勢が正されるような症例報告もあるはずである。症例の記載が上手で，目の前に患者の様子が彷彿と浮かびあがるようなものもあれば，とりとめのない記載で細部がよくわからな

いものまでみつかるであろう。関連の雑誌を眺めているうちに(当然雑誌のすべての記事を最初から最後まで読むわけではない)，症例報告がどのようにおこなわれ，どのような内容のものが報告されているかの現状をつかむことができる。おのずから，自分の興味のある分野や自分なりの問題意識が明らかになってくるはずである。

毎回読んでいくと，どのような症例報告が雑誌の側から好まれているかもみえてくる。それは必ずしも症例の珍しさにはよらない。珍しければ珍しいほど他の医者は経験しないのであるから，発表しても意味がないという屁理屈も成り立つ。重要な点は臨床的な有用性である。「このような珍しい症例もあるから，診断や治療に注意しましょう」でもよいし，「このような症例もあるから，今までの診断法はおかしい」というものでもよい。

参考文献

〔インターネット上の辞書〕

1）ライフサイエンス辞書プロジェクト：https://lsd-project.jp/cgi-bin/lsdproj/ejlookup04.pl

〔主なデータベースのホームページ〕

1）PubMed：http://www.pubmed.gov.

2）医学中央雑誌刊行会：https://www.jamas.or.jp/

3）JDream III：https://jdream3.com/

〔PubMedなどの使いかたを説明した医学図書館のホームページ〕

1）東京慈恵会医科大学図書館：http://www.jikei.ac.jp/academic/micer/toshokan.htm

2）東京大学医学図書館　PubMedの使い方：http://www.lib.m.u

-tokyo.ac.jp/manual/pubmedmanual.pdf

〔PubMed の使いかた〕

3）岩下愛，山下ユミ：図解 PubMed の使い方―インターネットで医学文献を探す．日本医学図書館協会，東京，2016.

第3章

症例報告の構成を立てよう

これからのべる症例報告の構成は，投稿論文を前提としたかなり公式のものである。症例報告をどこで何のためにおこなうかによって，この構成を変更したり，項目の記載の分量を変えたりする必要が生じてくるはずである。しかし，基本形は押さえてもらいたい。

一般的な論文の順序は表3-1にあるように，表紙，抄録（要旨），本文，謝辞，引用文献，図表，図の説明である。症例報告では，本文の主要部分は「症例呈示」（あるいは単に「症例」とも書かれる）となるであろう。原稿ではそれぞれの項目は新しいページで始めるのが読みやすい（改行キーで文頭を下に送るようなことをせず，ワープロ機能の「改ページ」を使うこと）。その際の用紙の余白は気にしなくてもよい。本文はさらに一般的な論文であれば，「はじめに」，「方法」，「結果」，および「考察」からなる。

表3-2では，それぞれの領域がどのように書かれているのが望ましいかを示した。実際にはなかなかむずかしいことではあるが，この表のように書かれた症例報告や論文が理想である。それでは，この論文の構成をもっとも正式の書きかたである投稿論文

表3-1　論文（症例報告）の構成

1．表紙（表題，著者名，所属，住所，連絡先）
2．抄録（要旨）
3．本文*
　はじめに（序論，序言，序文）
　方法
　結果
　考察（討論）
4．謝辞や利益相反の提示
5．引用文献
6．図表
7．図の説明

*症例報告では，方法と結果の部分は「症例呈示」となる。

としてのルールに沿って説明していこう。

Ⅰ．表紙のページ

論文の表紙が論文の第1ページになる。ここには，題名，著者名，所属，連絡先などを投稿規定に沿って書き込む。このページは表紙として独立させ，改ページせずに抄録を続けたりしないのがふつうである。

1．題名

1）魅力的な表題をつけよう

題名は論文の顔である。魅力的な題名が最近のはやりである。一般書（とくに新書）などでは表題で売り上げが決まるというくらいである。Nature や Science などの高級一般科学誌に多い

表3－2　こういう論文が望ましい

1．思わずなんだろうと読みたくなるような魅力的な表題
2．それだけで内容についての必要十分な情報が得られる簡潔な抄録
3．どのような読者にも興味を持たせるような「はじめに」
4．簡潔に提示された方法と，図表を入れて明快に説明された結果
5．症例報告では，効果的な図表などを入れた簡潔で十分な症状や経過の説明
6．説得力がありながらも謙虚な考察
7．投稿誌の規定にきちんと沿った引用文献
8．きれいで見やすい図や表

「表題がそのまま論文の結論」というものもある。しかし，臨床系の雑誌では派手すぎ，著者にとっては気恥ずかしいかもしれない。読者にはわかりやすいが厚かましいと思われる可能性がある。臨床系の論文では初心者にはあまり勧められない。

今後インターネット上で論文を検索される機会が増えるとすれば，検索のときに引っかかりやすいキーワードを表題に入れておくのも１つの工夫である。

2）昔流の大げさな表題はやめよう

「統合失調症の生化学的研究—脳内ドーパミン活動に注目して」などと大上段に降り構えているが，実際はラットに抗精神病薬を投与して脳内のドーパミン活動性を生化学的に研究したものであったりする。精神病理学的な研究でも同様のことがある。「…の研究」「…についての研究」というのもあたりまえで，蛇足である。数十年前の医学雑誌をみるとこのような表題が多く，いかにも大時代的な印象をもつのは筆者だけではあるまい。ついでにいうと，「…への影響」といったものも，今では多少時代遅れ

かもしれない。

3）紋切り型の表題も避けよう

もったいぶった陳腐な表題も避けよう。たとえば，「診断（治療）に難渋した」とあったとき，難渋したのは著者の能力が至らなかったのではないかと読者に思われてしまいそうである。また，「まれな」や「興味ある」という言葉も，著者自身がのべると，自慢げで嫌みな感じがする。まれかどうか，あるいは興味があるかどうかは読者が決めることである。「X病と思われた」と表題に書いてあると，X病なのかそうでないのか，表題だけからはよくわからない。X病に似ていたが実は違ったのであろうか，それとも確実にX病とはいえない疑診例ということなのであろうか，表題だけからはわからない。

4）「問いかけ形式」の表題はむずかしい

最近ときどきみられる「問いかけ形式」の表題は両刃の剣である。この場合，一般的に知られている知識について問いかけるのであれば，反語法として，著者はその逆をいいたいのであろうということがわかる。たとえば，「うつ病に対して抗うつ薬投与は必要か？」という表題であれば，たぶん著者は必要ない（あるいは「ある」としても問題が多い）といいたいのであろうと推測できる。ところが，この分野で周知とはいいきれないテーマであったりすると，いったい著者はなにをいいたいのか読者にはわからない。少なくとも初心者にはこのような表題は勧められない。大御所が学会の教育講演で使う場合には，逆に聴衆を引きつける効果があるかもしれないが。

5）副題を工夫しよう

わが国では表題に副題を付けるという習慣があり，主題を希有壮大な表題とし，副題に実際におこなった内容を書いたりすることがある。慣習としておこなわれているので必ずしも悪いとはいえないが，そうするくらいならば工夫された副題を主題にしたほうがよい。

6）連続する論文の表題は慎重に

昔の論文によくあったようであるが，同じ表題で第Ｘ報と連続して投稿される論文がある。現在はこのような方法は適切ではないであろう。たとえば，第１報をその雑誌が受理したとしても，第２報が同じ雑誌に受理されるという保証はない。そもそも第２報が出るかどうか，だれが保証できるのであろうか。ただし，第１報と第２報を同時に投稿する場合はこの限りではない。

２．著者名

その症例報告を書いたあなたが当然筆頭著者である。その次にその論文になんらかの貢献をした人を，貢献の大きさの順に並べていくのが原則である。しかし，わが国の医学界の慣習として，最後の著者を主任教授や研究部長にすることが多い。データの収集を手伝った程度では，著者になれないのが原則である。しかし実際には貢献度の判断はなかなかむずかしい。所属先の慣習にならうのがよいであろう。筆頭著者を複数おく（co-first authors）というのは，国際誌でしばしばみられるが，国内ではまだ一般的でないようである。単なる技術面での協力，経済的支援などについては「謝辞」で名前を列挙すればよい。

3．抄録とキーワード

1）抄録は「はじめに」ではない

抄録（abstract）と要約（summary）は厳密には異なるとする人もいるが，実際は同じものとみられている。ここでは「抄録」と呼ぶこととする。しかし抄録は「はじめに」ではない。抄録は，それ自体が論文全体のまとめとなり，それだけで独立しているものである。ぎゅっと論文全体を凝縮したものが抄録であると考えてほしい。最近は論文が数多く発表されるので，まず抄録だけ読む人が多い。そうなると，簡潔で要領を得た抄録はそれだけで論文全部を読んでもらえるチャンスを増やすはずである。字数の制限があるので，時間をかけてよい抄録を工夫したい。抄録は論文が完成したあと，ゆっくりと腰を据えて書いてほしい。ずさんな抄録は論文全体の印象を悪くする。

絶対にいけないのは，一部の学会抄録にみられるように，「…について論じた」と書いて終わってしまい，なにについてどう論じたかは本文を読まなければわからないような抄録である。

2）抄録は要領よく簡潔に

抄録では文献や図表の引用などはできない。字数が限られているので，研究の背景や他の研究の紹介などは省略するか，簡単に触れるにとどめるほうが字数の節約になる。ふつうは改行せず，略号も使わないほうがよい。また，とくに臨床論文の場合は，この論文が臨床でどのような意味をもつのかについて必ず触れてほしい。そうでなければ，単なる珍しい報告の１つにすぎなくなってしまう。それを報告することが一般臨床にどのような貢献をするかで論文の価値が決まるのである。

3）構造化した抄録（structured abstract）

欧米のいくつかの雑誌では，構造化した抄録の形式をとっているところがある。研究の背景（動機や目的を含む），方法，結果，結論の順に箇条書きするものである。わが国ではまだ一般的ではないので，それにならって箇条書きにする必要はないが，このような項目ごとに抄録の内容を整理しておくと書きやすいかもしれない。

4）キーワードは文献検索のため

キーワードは文献検索のときの助けとなるので，よく考えて選んでおこう。どのような基準で選ぶべきかを，投稿規定で明示してある雑誌もある。よくわからなければ Medline の Medical Subject Headings（MeSH）を参考にしてみよう。PubMed で MeSH Database を調べればよい。

II．「はじめに」

『精神科治療学』誌では本文の最初を「はじめに」として始めることにしている。雑誌によっては，「緒言」「序文」「序論」などと書かれることもあるし，いきなり本文が始まることもある。これらの呼びかたのうち，少なくとも精神医学の専門誌では，「はじめに」といったやさしい（?）書きかたが好まれるようである。

1．「はじめに」ではなにを書くか

「はじめに」では，論文の目的とその臨床的な意義についてのべる。すでに知られていることと，自分が調べたり症例を経験して得たりした所見とを分けて書くというのは，論文の大原則である。そのために，ここでは今までの同じ分野での研究の流れを概観し，それと対比しながら自分の研究の独創性について触れる必要がある。症例報告では，類似の報告でどのようなものがあったかを書く。しかし，すべての先行論文をまとめて，いちいち紹介する必要はない。読者は有限の時間しかもっていないし，著者につきあって長々とした序論を読もうとする人はいない。自分の研究に関連した先行論文を要領よく，かつ批判的に紹介するのである。ただし，批判的というのはその研究の欠点をあげつらうという意味ではない。優れた点や研究の限界などについて客観的に評価するのである。このとき，文献の引用は公平におこなおう。自分の都合のよい研究ばかり挙げるのは，著者の思考法が強引であることが窺われ，読者の読む気を萎えさせることがある。また引用した文献もだらだらと羅列せず重みづけて評価していこう。つまり，大規模な研究と1例報告では，同じ事柄を扱っているとしても，その説得力には大きな違いがある。たとえば，ある課題について，大規模研究で否定的ではあるが，1例報告では肯定的な報告があるとしよう。このとき両方の意見があるからといって，「まだ意見が一致していない」とは書けないであろう。

「はじめに」をどの程度詳しく書くかは，投稿する雑誌の読者と想定される人たちの知識にもよる。精神科医一般向けの雑誌であれば，専門分野の用語にはそれなりの説明が必要である。特定の分野の雑誌（たとえば，サブスペシャリティーの学会誌など）では，共有しているはずの事柄については簡潔に記載するだけでよいであろう。

2．「はじめに」の分量

あまりに簡単な序論は素っ気なく，読者に対する親切心がないと思われても仕方がない。かといって，歴史的な経緯を延々と述べ，まるで総説のようになってしまうのも困る。しばしば，このように素っ気ないか分厚いかのどちらかになってしまいがちである。「はじめに」と「考察」の量のバランスが悪くなっていないかを確認し，もし，「はじめに」が短すぎるように感じたら，「考察」でのべている一般的な知識などはできるだけ「はじめに」に移動させよう。「はじめに」の量は論文の長さにもよるが，短い症例報告であるのならば，段落１つあるいは２つぶんくらいが適当であろう。ときに，一般の精神科医があまり知らないような事実を前置としてのべなくてはならないときには，そのぶん長くなってもいたしかたない。

3．「はじめに」では研究のきっかけをのべない

「はじめに」で書くべき「どうしてこのような研究をしたか」というのは，この研究の学術的な意味を問うているのであって，執筆のきっかけを聞いているのではない。ときに，報告者の縷々とした思いが書かれることがあるが，症例報告ではこのような著者の思い込みなどの記載は不要である。読者は著者の思いを知りたいのではない。

4．専門外の読み手に興味を引かせる

自分の専門分野以外の人にも興味を引かせるような書きかたにすると，魅力的な「はじめに」ができあがる。しばしば，自分の得意な分野の専門用語をいきなり羅列する人がいるが，専門外の読者はよっぽどの意欲がなければ，その時点で読まなくなってしまう。表題をみて読もうとした読者をここで逃がしてはもったいない。「この論文を読むとこういう新しい知識が得られますよ」というやさしい意図がほしい。依頼された総説などでは，洒脱な文章で開始して，ぎゅっと読み手の気持ちを引きつけるような書きかたもある。もっともそれは，文章をかなり書き慣れた人でなければむずかしいかもしれない。

珍しい病気や症状を紹介するときには，それについて予備的な知識を読者に与えるようにしよう。自分が珍しいと思った症例は，他の人にとっても同様である。たとえば，ある特異な精神症状を示した疾患が，ごくまれな内科疾患であったというような症例報告を考えよう。そのときには，その疾患について教科書的な知識を「はじめに」で要領よく紹介しておくと，読者には親切である。

5．陳腐な表現はやめよう

「はじめに」にはあまり読み手を意識せずに書く著者が多いせいか，うんざりするような決まり文句が多いようである。陳腐で紋切り型の表現はやめよう。たとえば，「今回，筆者らは…という症例を経験したので，ここに報告する」で終わってしまうものは，きわめて多い。これでは，なんのために報告するのか，これが精神医学にどのように役立つのかまったくわからない。せめて，

「今回，筆者らは…という症例を経験した。これは今後…する上で…という重要な示唆を与えるものと考えられたので，ここに報告する」とでもして，書き手の意図を明らかにしてもらいたいところである。映画の予告編のように，読者を引きつけられたら大成功である（ただし，品よく）。

Ⅲ.「対象と方法」

いくつかの症例を集めて報告した論文（case series）では，対象と方法について実験論文と同じような記述が必要である。要領よく適切な小見出しや段落をつけて記載すると読みやすい。ただし，そうかといって研究プロトコールにあるようなすべて箇条書きの文章をここに貼りつけてしまってはならない。

しばしば対象患者を記述するとき，どのような基準で選択したかが明らかでない論文がみられる。選択の基準を勝手に広げたり狭めたりしていないか注意しよう。ときどき理屈をつけては所定の基準を，「考察」のところで広げたり狭めたりする人がいる。脱落した患者について，「その後の診察では改善していたから改善群に組み込んだ」などという後知恵の処理は許されない。

いくつかの問題となる記述について例を挙げてみよう。「対象はＸ年Ｙ月から１年の間当院に入院中の難治の統合失調症の患者５名である。この患者に新規の抗精神病薬Ａを投与した」としか書かれていないと，まず次のような点がわからない。そもそもこれは前向きの臨床研究なのであろうか？ それとも，何人かの患者に新規の抗精神病薬を投与して，著者の基準や興味にかなった5名を選んだという後ろ向きの研究なのであろうか？ さらにいえば，統合失調症の診断の基準はなにであったか，5例はどのような基準で選ばれたのか（新規抗精神病薬はもっとたくさんの患者に投与されているが，なんらかの理由でこの5例が選ばれたのか），難治の定義はなんなのか，さらには同意が取られているのかなども不明である。逆にいえばこのような点を意識しなかったので，こういった書きかたになってしまったのであろう。

しばしば「効果不十分の患者」という表現が，対象となる患者を選択するときや，治療的介入の結果を考察するときに使われる。このとき「効果不十分」の定義を書いておかなければならない。通常，よく使う言葉ほど多義的である。この定義がないと，いかにも思いつきでおこなったずさんな計画とみられてしまう。また，介入群のことは詳しく書いてあっても，対照（コントロール）群となった患者の選択基準を書き忘れることがよくみられる。

Ⅳ.「症例の呈示」

一般の論文では，方法に相当する部分である。症例報告ではこの提示がもっとも重要である。

治療の経過を書くことは，それなりに工夫がいるし，執筆にあたってもっとも神経を使うところである。どのような根拠でどのような診断をして最初の治療方針を立てたか，その後どのような経過をたどったか，途中でどのような理由で診断や治療法を変更したか，さらにその結果はどうであったかを，時間経過に沿って要領よく書いていく。しばしば，だらだらと治療経過が記述されている論文がある。このようにメリハリがない論文は，ただたんに主治医が迷いながらおろおろと治療しているか，あるいは思いつきで治療計画を立てているかのようにみえてしまうので，注意してほしい。

症例の呈示について慣習的な方法を以下に示す。

1．症例のプロフィールを簡単に示す

1）性別と年齢

当然氏名は不要である。最近は少なくなってきたが，「○山○男」とか「Y. M.」などのイニシャルはやめる。年齢はおそらく入院時あるいは初診時のものであろうが，ともかくどの時点でのものであるかをはっきりさせること。最近ではある時点での年齢をX歳として，その前後をプラスマイナスで示すことがよく行われている。あるいは詳しい年齢が必要なければ，何十歳代といういいかたでもよい。

2）職業

プライバシーに配慮してぼやかす必要がある。「A市の公務員」などとすると，著者の勤務先の病院からA市がどこを指すかがすぐにわかってしまうことがある。

3）主訴

本人の訴えを簡潔に記述。ただし本人の訴えをそのまま書いて，羅列するようなことは避ける。場合によっては家族などからの訴えとなることもあろう。

4）家族歴

公表される報告の場合は，プライバシーを考慮し家族歴などを

むやみに細かく書かないような配慮が必要である。

5）既往歴

現在の症状と直接関係していなければ，論文の量に応じた簡潔な記述とする。

2．生活史（生育歴，あるいは生活歴）

ここに現在の疾患と関連した既往歴を書き込むこともできる。必要があれば，家族構成，養育歴，学歴，職歴，婚姻歴などを書く。また，疾患の成立や経過と関係しているようならば，家族関係などを書く。

3．病前性格

必要に応じて書くことになるが，実際は病前の性格か，原疾患の前駆症状かわかりにくい場合もありうる。むやみに既存の性格特徴に合わせたような書きかたをしなくてもよい。「メランコリー親和型性格である」と書いたりすると，その後の記載を規定してしまうことになりがちである。

4．現病歴

発症から初診までの経過。来院以前のことなので，ここを詳しく知りえないことも当然ありうる。しかし，記載が乏しいことは，初診時にきちんと情報を取っていなかったと思われてしまう可能性もある。

5．現症の記載

初診時所見を簡単に記載し，その時点での診断と根拠，さらにそこからどのような治療方針を導いたかを示す。このときには，精神症状だけでなく，正確な身体症状の把握と必要な検査所見の記載が求められる。

6．治療経過

ここを上手に記載するのがもっともむずかしい。言葉で説明するのがむずかしければ，経過図を挿入すべきである。工夫した図であれば，文字で説明するよりも，時間経過や同時進行する事象の推移などはわかりやすい。

以上1から6までを項目別に書いていくほうが読みやすい。学会の症例レポートなどでは箇条書きのほうが好まれることがある。ただし，あまりにも項目が細かすぎる箇条書きになってしまうと，投稿論文としては嫌われる。第1章にも述べたように，投稿論文の症例報告では，とくに読者が著者の主張に沿って読んでいきやすいように，記載の仕方を工夫すべきである。論文は公表されるので，プライバシーのことも考慮して，既往歴や生活史などでの枝葉末節な事項は省略したり，あえて書かないこともありうる(また，求められる字数によってもどれくらい詳しく書くかは変わってくる)。

たとえば，最初の症例のプロフィールの記載についてみれば，もっとも簡単な紹介の仕方としては，「初診時30代前半の会社員の男性」などとなるであろう。詳しく叙述的に記載すれば，「症例はある大都市に住み，商社に勤める独身男性である。X年（本人35歳時）にY病院精神科外来を不眠を主訴に初診した」などという書きかたになる。

V.「結　果」

「結果」は1例の症例報告などでは省略される。もし図表を利用できるのならば，上手な図表を作成して，くどくどと文章でのべることをやめる。同様に，図表をみればわかることを文章で数字を羅列しながらのべるのは冗長である。重要な数字だけを本文中に明示するようにすると，論文が締まる。図の作りかたは後にのべる。「結果」のところは自分がまとめて解析したものが多いので，ややもすると説明不足になることが多い。共同著者も同じようになってしまいがちなので，ある程度完成した場合は，この研究に直接は携わっていない同僚などにみてもらうとよいであろう。

きわめてよくみられることであるが，「結果」のところでは，「考察」でのべるべき解釈を加えてはいけない。ここでは主観を交えず，しかしメリハリをもって（強調すべきところは強調して）結果を記述すること。したがってここで，「…が明らかとなった」「…であることがわかった」などと断定調に書いてしまうと，読者に押しつけがましい印象を与えることがある。このような著者の判断や評価にかかわる事柄は，「考察」でのべるべきである。

Ⅵ.「考　察」

「考察」では，この症例報告から著者がみいだしたものを，現在まで知られている事実と対比しながら説明する。大げさにいえば，自分の報告が現在の精神医学の知識領域においてどのような位置をもっているかを明らかにするのである。最後に，「結論」か「まとめ」をおいて自分の主張するところを再確認して論文を締めるか，あるいは今後の展望などに触れて終わるとよい。ただし，症例報告などでは将来の研究計画までのべる必要はないであろう。

1．考察の1行目を工夫しよう

「考察」の1行目は，読者が苦労して症例提示を読んだあとに，最初に直面する文章である。したがって，ここをどう始めるかは工夫がいる。もし，その症例が非常に珍しいとか，非常に特殊な治療法をおこなったというのであるならば，「はじめに」であらかじめ読者に予備知識をもってもらうほうが，症例経過を理解してもらいやすい。したがって，このような場合は「はじめに」である程度教科書的な知識を書くことになるので，「考察」を一般的な知識で始めると冗長となる。しかし，それ以外の場合には，簡単に病名や治療法についての概略を最初の段落に書いてもよいであろう。ただし，これを延々続けてそのまま総説のようになってしまってはならない。ある程度にとどめ，次の段落をこの症例についての再紹介となる簡単なまとめとすべきである。このようにすると，論文を最初から読んでいった読者が，この症例報告のなにが特徴なのかがわかりやすくなる。あるいは，短い報告であれば，ここで簡単にこの症例の特徴に触れて，もう一度読者の注意を著者の趣旨に引き戻すというやりかたもある。

2．理論展開が脱線しないようにしよう

ついつい自分の論文の結果からいえる以上のことまで書いてしまう人がいる。論文では自分のデータや知見に基づいた主張が基本である。いいたいことがいつもありすぎる「おしゃべりタイプ」の人の場合は，常に注意する必要がある。もう一度自分の研究の目的や仮説に戻って，いいすぎていないか，あるいはいい足りないところがないか，書いている最中にいつもチェックしていこう。

また，しばしば事実と意見（解釈）が区別されていないような書きかたになってしまう人がいる。報告したいという思いが強すぎ，とくに医学的に重要であることを強調しようとすると，「心あまりて言葉足らず」という文章になりがちである。ある人が「重要である」と信じていることに対して，第三者が反証することは難しい。査読者がこの点を指摘してもなかなか投稿者にわかってもらえず，逆に「重要なことなのに，査読者はなぜわかってくれないのか」というような反応が返ってきてしまうことがある。

3．総説になってしまわないようにしよう

その症例報告から勉強したことを，「考察」で延々と開陳してしまう著者がいる。論文を作成するにあたって，多くの関連論文

を読み，その疾患についてはちょっとした総説を書けそうなくらい勉強したことは認めるとしても，それを「考察」に挟み込むと論文全体のバランスが悪くなる。確かに症例を呈示したあとのほうが，その疾患が一般的にどのようなものなのかを理解してもらいやすいものである。しかし，読者にとっては，むしろ「はじめに」で簡単に従来の知識を整理したり，最近の考えを付加したりしてくれるほうが，論文全体の流れについていきやすくなる。

4．潔く限界を認めて記載しよう

必ずしも所定の結論がもたらされないこともある。潔くなろう。「症例を増やせば結論が変わるはず」「もしこうだったら，こうなったはず」などと書くのは見苦しく，最初から結論ありきの研究と思われてしまう。研究が初期の仮説通りにいかないのは，むしろ当たり前である。また，著者のおかれている環境から考えて，それ以上のことはどうしてもできないということもある。査読者はないものねだりをするわけではない。したがって，研究の限界(limitation) も正直に記載しよう。Limitationの記載がよいことは，自分自身が冷静かつ批判的に論文を書いている証拠である。

最近多くの海外雑誌では，研究の限界をいろいろな形式で明示するようになってきている。抄録の中に記載することを義務付けている場合もあれば，本文中に示す場合もある。「考察」で小項目として挙げたり，段落１つぶんに記述したりすることもある。いずれにしても，研究結果の過大な一般化や断定は避けられているのが現状である。

Ⅶ.「結　論」

これを別立てで記載しなくてもよい投稿規定の雑誌もある。本文をここまで書き進めてくると，だいぶ疲れてしまい，おざなりな表現で終わってしまったりすることがある。それは残念である。「抄録」で触れたように，この論文の価値を最後にもう一度宣伝しておこう。少なくとも最後の段落は，得られた結果のもっとも重要な点を記載するようにしよう。

「結論」では，抄録をさらに縮めて，論文の一番の特徴を記載することになる。「１つの文章でこの論文を表すとしたらどうなるか」を考えて執筆してほしい。このときには，読者はいちおう論文全体を読み通したことが前提となるので，抄録ほど細かく書かずにすむことが多い。論文の最後にこれからの課題などを書いておくと，論文の据わりがよくなるであろう。しかし，あまりおおげさな課題は，人ごとのように響いて読者をしらけさせてしまうことがあるので注意。

Ⅷ.「謝　辞」

謝辞では，論文作成に協力してもらった人たちや，研究を討論して有益な情報やアドバイスをもらった人たちの名前を挙げる。一般に，実験助手や秘書などは執筆者に入れないので，ここで名前を挙げる。著者に入れるほどではないが，それなりの助けをもらった場合にも，謝辞に入れることがある。ただし，きちんと了承をもらわないと，後日人間関係がややこしくなることがあるので注意しよう。研究費をもらっている場合，謝辞の記載もここに置く。記載方法はもらった先に指定されていることがあるので注意すること。研究の一部でも学会発表をしたのであれば，ここに記載するのがよい。というのも，学会発表の抄録であれば独立した論文とはみなされないというのが医学界のルールで，これに触れていないことを明示しておいたほうがよいからである。

具体的な書きかたはここでは省略する。ある程度決まった書きかたがあるので，いくつかの論文をみて，自分にあったスタイルをまねればよいであろう。

最近では謝辞のあとに著者の利益相反を記載することが多い。利益相反の書き方は後述する。

IX.「文　献」

1．文献リストの作成

文献は投稿誌の規定に沿ったものとする。細かく指定されているせいか，規定を守らない投稿者は多い。第2章の表2-1で示したように，文献リストの規定は，残念ながら投稿誌によってさまざまである。やっかいな作業であるが，おざなりな文献リストでは査読しても印象がよくない。EndNoteなどの文献作成ソフトは，使いこなせるようになると便利である。これからも論文を投稿していく意欲のある方は，多少高価であるが購入することをお勧めする。

2．文献の数

文献の数は論文の長さにある程度比例する。10ページ以上の総説などでは，100を超える文献数もまれではない。しかし，数ページの症例報告に50もの論文を引用するのは大げさである。せいぜい10〜20くらいが適当であろう。「論文を作成するのに，私はこんなに論文を読んだのだ」と自慢したいのかもしれないが，文献リストは同じ興味をもつ読者のためのものでもある。作成のために読んだ論文のうちから，重要なものを厳選したい。

参考文献

〔論文作成のマニュアル〕

1）佐藤雅昭，和田洋巳，中村隆之：流れがわかる学会発表・論文作成 How To 改訂版．メディカルレビュー社，東京，2011．
（コンピュータを駆使して学会発表と症例報告の論文を仕上げるためのハウツーがイラストを多用して説明されている。作成の流れがわかりやすく，能率的にたくさんの論文を書き上げたい人に推薦）

2）APA（アメリカ心理学会），江藤裕之，前田樹海，田中健彦：APA論文作成マニュアル第2版．医学書院，東京，2011．
（アメリカ心理学会による有名な論文作成マニュアル。医学的な論文作成にも十分に役立つ。とくに英文論文を作成したい方には推薦。訳文やレイアウトなどきわめて読みやすい。関連書籍や追加最新情報はhttp://www.apastyle.orgで知ることができる）

3）木下是雄：理科系の作文技術．中公新書，中央公論新社，東京，1981．理系の作文技術として非常に長く売られている本

シミュレーション 「強迫症状を前駆した統合失調症の1例（仮題）」についての症例報告を作る

この章では実際にどのように症例報告を作成していくか，実例を挙げて説明していく。この症例は筆者が経験して症例報告をしようと考えていたまま，諸般の理由で中止になってしまったものである。すでに手元に資料がなく，細部を改変してあるので，半ばフィクションと考えてもらってもよい。どのような手順で症例報告をまとめていくか，参考になればさいわいである。

1．臨床場面での気づき

精神科医になって数年目のある日の外来診察日。今日の新患は数年前に入院したことがあるという女子大学生とのこと。呼び入れてみると，確かに見覚えのある顔である。当時はたしか高校1年生で，筆者はネーベンであった。すっかり若い女性らしくなっている。しかし診察場面では，とりとめなく独語し，ときに大声で叫ぶかと思えば，眉をひそめて黙り込んでしまうという典型的な急性の精神病状態である。付き添いの母親によると1週間ほど前から急速に症状が発展したとのことである。診断はだれがみても統合失調症の初発である。さて，カルテをみると数年前の診断名は強迫性障害となっている。もっとも，「中学時代の同級生の写真や名前を聞いたりすると，不吉なことがその同級生に起こるのではないかと心配になる」という症状であった。「魔術的思考」

とか「思考の全能」とかオーベンはいっていて，統合失調症の初発ではないかということもいわれた。しかし，抗不安薬の投与くらいで，２，３カ月で自然に症状が消滅してしまった。症状が消えたあとも，１年以上経過を観察したが，母親によると完全に昔に戻り，高校生活も普通に楽しんでいるとのことで，診察は終了していたのである。現在は有名大学の４年生である。半年くらい前から，「いままで親に甘えてきてばかりいた，これからは自立しなければならない」といいだし，１人暮らしをしたいと盛んに両親に訴えていたらしい。母親によると，１週間前にボーイフレンドとなにかあったらしく，そこから「独立しなければいけない。おまえは甘ったれだという同級生の声がする」などと不隠になり，家を飛び出そうとし始めたとのことである。さて，病識はもちろんないし，家に帰りたがりそのたびに家族が押さえつけなければならない状態であるので，閉鎖病棟をもつ病院を紹介して，両親同伴で連れていってもらった。これで外来での仕事には一段落がついたことにはなる。

２．まずは反省

しかし，高校１年生の時の強迫症状は，いま考えれば統合失調症の前駆症状とすべきだったのであろう。なぜそこを警戒しなかったかといえば，完全に症状が消失し，まったく障害のない生活が少なくとも１年以上続いたからである。強迫症状に幻覚や妄想などの症状が伴っていたり，強迫症状に続発して統合失調症の症状が現れていたりすれば，前駆症状として強迫症状を伴った統合失調症の1例ということになる。さほど珍しいというわけではないだろう。しかし，強迫症状のあと，かなりの期間無症状で，あるとき急激に幻覚妄想状態になったというのは，そう多くはないのではないかと思う。もっとも，そんなに臨床医としての経験があるわけではないから，ここはまずオーベンに聞いてみよう。

3．よくあることかどうか，オーベンに聞いてみる

卒後20年くらいの講師の先生に聞いてみた。「若く発症する統合失調症では，初発症状や前駆症状に強迫症状があるのは，精神科医の常識だよ。それはそんなに珍しくはない。再発まで無症状の時期があったの？ それは珍しいかもしれないけれど，本当に無症状だったのかな？ 生活上の明らかな機能低下や，性格変化があったとすれば，前駆症状が潜在的に続いていたということになるよ」ということで，やはり強迫症状が統合失調症に前駆すること自体は珍しくないようだ。無症状の時期が本当にあったのか，そのころの様子をもう一度家族などに詳しく聞いてみなければならないだろう。

4．症例の再検討

その後挨拶に来られた両親から，高校や大学生活について聞い

てみた。成績は学年でもトップクラスで，私立の有名大学に推薦で入学している。まじめにこつこつ勉強して，学校生活を楽しんでいたが，やや友達は少ないほうだったかもしれないとのことである。したがって，この時期はやはり無症状で，今から思えば「寛解期」であったのであろう。そうすると，症例としてはかなり珍しい部類で，症例報告する価値はあるかもしれないと考えた。

5．報告するとすれば，その意義は何か？

先輩の意見を聞いても，強迫症状が前駆し，一時消失したあと明らかな統合失調症を発症することは珍しいようである。しかし，珍しいというだけでは報告する価値があるとはいえない。報告するとなると，その臨床的な意義はなにになるか考えてみた。前駆期の強迫症状も魔術的で不気味な印象をもつものだった。ケースカンファレンスでも，統合失調症ではないかという意見が出て，強迫症状以外の病的体験の有無などについてもさんざん尋ねられた。もちろんそのような症状はなかったのであるが。

どうもこの魔術的なニュアンスのある強迫症状があると，たとえその後症状は消失しても，統合失調症の再発の可能性が高いのかもしれない。それでは，このときの彼女の強迫症状を入院時のカルテを読み直して詳しく記載することにしよう。また当時，先輩から強迫症状はなかなか治療でよくならないと聞いていたのに，簡単に強迫症状が消えてしまったので，拍子抜けしてしまった記憶もある。このあたりの経過についても説明が必要だろう。さらに，大学生のときになぜそんなに家族からの独立を焦ったのか気になる。個別化の危機が統合失調症の発症と関係しているとオーベンはいっていた。このことについてものべようか？ しかしそうなると論点が分散しそうである。統合失調症として発病するきっかけとなった生活上のできごとと，前駆症状としての強迫症状には直接の関係がないかもしれないので，ここでは個別化の問題はあまり触れないことにした。オーベンも論点がぼやけるといっていたし。

6．症例報告のキーワードをみつける

このようなことを考えながら，この症例報告の中心となる概念を探してみた。まず，「強迫症状」「前駆症状」「統合失調症」は簡単にあがってくる。次に，「魔術的思考」とか「無症状の期間（寛解期？）」ということになるであろう。このキーワードを使って，国内外の精神科の教科書や関連文献を探してみて，自分に欠けている視点がないかどうか調べてみることにする。

7．国内外で同じような報告がないか，ざっと調べてみる

いくつかの日本語の教科書を読んでみたが，先輩の意見とほぼ同じようなことが書いてある。先輩の意見はそれこそ教科書的な知識らしい。そこにもいくつか文献が紹介されていたが，古いも

のが多いので，まず医学中央雑誌のデータベースから日本語の関連文献を探してみることにした。検索のキーワードをどうするかは結構むずかしい。先に考えた症例報告のキーワードを参考にしながら，とりあえず「強迫性障害」と「統合失調症」をキーワードとして調べてみた。2002～2007年の間で，98件検索された。「強迫性障害」をたんに「強迫」とすると，さすがに増えて183件になった。これをみると，「強迫」のほうがキーワードとしてよさそうだ。リストされた論文の表題だけをつらつらと眺めていると，統合失調症の部分症状として，強迫症状について論じた論文がほとんどであることがわかる。件数も多すぎるようなので，「前駆」というキーワードを追加して検索範囲を狭めてみた。すると，今度はたったの2例になってしまったが，抄録を読んでみると自分の症例と関連が深そうである。これは論文そのものを読まなければならないだろう。しかし，さすがに2例では少ないので，発行年度を10年前からとしてみたところ，今度は6件となった。さらにもっとも古い1983年からみてみると，それでも13件である。結局，この13件の抄録などを読んでみて，次のような関連論文を抽出した。

[関連がありそうな論文]

飯田順三，岩坂英巳，平尾文雄ほか：前駆期に強迫症状を有する児童期発症の精神分裂病の特徴．精神医学，37；723-730，1995．［原著論文］

飯田順三：子どもの強迫症状と統合失調症．精神科治療学，21；373-379，2006．［総説論文］
柳田浩ほか：強迫症状を前駆症状として発症した思春期精神分裂病の2症例．精神神経学雑誌，98；1031，1996．［会議録］
南達哉：小児・前青年期の強迫症状　入院を要した症例の臨床的観察．精神神経学雑誌，100；92-112，1998．［原著論文］

次は海外の文献も探してみる。PubMedから関連ありそうな論文を探すことになる。先ほどのキーワードを参考にすることにして，Mesh Databaseのところをクリックした。強迫性障害は“obsessive-compulsive disorder”，統合失調症はもちろん“schizophrenia”である。これらをそのままMeshとして入力してみた。つまり，“obsessive-compulsive disorder”［mesh］AND “schizophrenia”［mesh］である。こうするとさすがに500件以上出てくる。そこで，“prodrome”とか“prodromal”の言葉がどこにでも入っていればよいことにして，先ほどの検索式に追加してみた。つまり（“prodrome” OR “prodromal”）AND “obsessive-compulsive disorder”［mesh］AND “schizophrenia”［mesh］である。

そうすると，今度は一挙に2例となってしまった。これでは少なすぎるが，各文献を開くと右側にRelated Linksというところで，関連の論文を示唆してくれる。ここからさらに関連のありそうな文献をチェックして，最終的に５つの文献を抽出した。まあ，とりあえずこの論文を読んでみよう。そこから，そこに引用されている論文をさらに探すということもできるので，今の段階ではこの論文を手に入れてみる。

［関連がありそうな論文］

Bottas, A., Cooke, R.G., Richter, M.A.：Comorbidity and pathophysiology of obsessive-compulsive disorder in schizophrenia：is there evidence for a schizo-obsessive subtype of schizophrenia? J. Psychiatry Neurosci., 30；187-193, 2005.

Honjo, S., Hirano, C., Murase, S. et al.：Obsessive-compulsive symptoms in childhood and adolescence. Acta. Psychiatr. Scand., 80；83-91, 1989.

Iida, J., Iwasaka, H., Hirao, F. et al.：Clinical features of childhood-onset schizophrenia with obsessive-compulsive symptoms during the prodromal phase. Psychiat. Clin. Neurosci., 49；201-207, 1995.

Skoog, G., Skoog, I.：A 40-year follow-up of patients with obsessive-compulsive disorder. Arch. Gen. Psychiatry, 56；121-127, 1999.

Wewetzer, C., Jans, T., Muller, B. et al.：Long-term outcome and prognosis of obsessive-compulsive disorder with onset in childhood or adolescence. Eur. Child. Adolesc. Psychiatry, 10；37-46, 2001.

8．報告するとすれば，どういうストーリーにするか

国内外の論文をさしあたりざっと読んでみた。多くは統合失調症の前駆症状として，思春期や青年期に強迫症状があるということであった。多数例を対象とした研究ということもあり，途中でまったく無症状の期間が続いたということを強調する論文はみられなかった。その点でこの症例を報告する価値はありそうだ。ストーリーとしては次のような筋書きを考えた。

1．思春期に強迫症状が出現して入院したが，その症状は短期間に消失した。
2．その後数年にわたって無症状な時期が続き，社会適応も良好であった。
3．しかし，青年期になって明らかな統合失調症が急性発症した。
4．さかのぼって考えると，思春期の強迫症状は統合失調症の前駆期と考えられた。
5．このときの強迫症状は，たんなる不潔恐怖や確認強迫と異なり，魔術的あるいは「思考の全能」様のニュアンスをもっていた。
6．したがって，思春期に強迫症状を示し，しかもその内容が魔術的である場合，たとえこの症状が一度完全に消失しても，その後統合失調症を発症する危険性があることに注意すべきである。

以上のようなものである。

9．実際の執筆計画

蒐集した論文を読んで，この症例に関係する前駆する強迫症状と統合失調症についての知識を深める一方，カルテを眺めながら，まずざっと症例提示のところを書き下してみた。次の通りである(家族歴と既往歴などは省略してある)。

［症例のプロフィール］

姉1人の2人姉妹。小学生のときから成績は優秀，初診時は公立進学校の高校1年生（16歳)。家族によれば，とくに迷信深いことはなかったという。

［現病歴］

高校に進学した夏休みに，何気なく中学の卒業アルバムを眺めていた。そのとき，ある同級生の男子に目が止まり，今なにをしているのかとふと気にかかることがあった。数日後，その男子の母親が急死したことを聞き，自分がアルバムを眺めたことと関連しているのではと気になった。その後，新聞に載っていた飛行機の写真を眺めた数日後に，国内で大惨事となるそれと同型の飛行機の墜落事故があった。自分が写真を眺めるとそれに関連して不吉なことが起きそうに感じて怖くなった。はじめは迷信だと気にしないようにしていたが，写真の載っている本や新聞あるいはテレビなども怖くてみることができなくなった。おどおどした様子をみて心配した母親が，9月に外来を受診し，①そのまま入院となった。

郵便はがき

料金受取人払郵便

杉並南局承認

767

差出有効期間
2020年11月
30日まで

（切手をお貼りになる必要はございません）

168-8790

（受取人）
東京都杉並区
上高井戸1—2—5

星和書店
愛読者カード係行

ご住所（a.ご勤務先　b.ご自宅）
〒

(フリガナ)

お名前　　　　　　　　　　　（　　）歳

電話　　　（　　　）

★お買い上げいただいた本のタイトル

★本書についてのご意見・ご感想（質問はお控えください）

★今後どのような出版物を期待されますか

ご専門

所属学会

〈e-mail〉

星和書店メールマガジンを
(http://www.seiwa-pb.co.jp/magazine/)
配信してもよろしいでしょうか　（a. 良い　b. 良くない）

図書目録をお送りしても
よろしいでしょうか　（a. 良い　b. 良くない）

入院時は，ふと目についた写真でも，それを意識して眺めると不吉なことが起きるのではないかと気になってしまうという。②統合失調症の初発も考えられたが，少量の抗不安薬投与により入院後約2カ月で症状は消失し，③考え過ぎだったと語るようになった。投与量を漸減しても症状に変化なく，3カ月目に退院となった。1カ月に1度経過を観察するために来院することを約束した。1年半あまり経過を観察したが，④問題ないために治療終了となった。その後高校を優秀な成績で卒業し，推薦で私立の有名大学に入学した。大学入学後は，家族によればふつうの学生生活を送っていたようである。大学4年生の夏（21歳）に，「まわりで大変なことが起こる，母親にすまないことをした」などといって急に不穏になり，再びA病院外来を緊急に受診した。

外来受診時は⑤情動不安定な興奮状態，世界没落体験，妄想知覚，幻聴などがみられ，統合失調症と診断された。母親によると，2，3カ月前から急に「いままで親に甘えていた，これから自活したい」とアパートを探し始め，「自分はどんな仕事をすればいいのか，これからどう生きていけばいいかわからない」などと内省的になっていたという。また，数カ月前からボーイフレンドができ，最近その交際に悩んでいるようでもあったという。急性発症した統合失調症と診断され，関連の病院を紹介されて，直ちに医療保護入院となった。

⑥入院治療によって陽性症状は消失したが，軽度の活動性の低下

は残存し，就職はせず自宅で両親と暮らしている。面接でも「私はどう生きていけばいいのか。みながよくできることが私にはできない」という漠然とした話に終始してしまう。

10. 全体の分量を考える

これに，定型的な記載として家族歴，病前性格，既往歴，検査所見などを加えることになる。この症例では特別に詳しく書くことはないにしても，原稿用紙１枚くらいにはなるだろう。

11. とりあえず書き上げたあとは，そのままインキュベートしておく

とりあえず症例報告の本体を書き上げて，あとは１，２週間くらいインキュベートしておくことにした。その後，この文章を６でまとめたストーリーに沿って再読してみた。第三者の目で読んでいくのはなかなか大変であるが，「てにをは」やワープロの変換ミスなどを除くと，自分で書いた文章ではあるものの，本文中に番号で示した文章が気になった。

①「そのまま入院となった」では唐突なので，少なくとも外来通院でなく入院となった理由くらいは書いたほうがよいだろう。不安や困惑が強く身動きもせず，昏迷に近いような状態であったため，外来主治医は緊張型統合失調症をこの時点で疑ったようである。この点を書き加えることにしよう。

②統合失調症の初発を疑われた理由をもう少し詳しく書く必要があるだろう。それは強迫症状に，おまじないや呪いを信じるのと同じような心性，つまり魔術的な要素がみられたためである。それと昏迷ともいえそうな状態であったこともある。オーベンによれば「自分の願望を思考によって満たすことができる」というように，思考力に魔術的な力があると信じることを，思考の全能や魔術的思考というそうである。なんでもフロイトが症例「ねずみ男」で述べているらしい。不安に駆られて中学時代の同級生の家に大丈夫か確認の電話を何度もしてしまうという強迫行為もみられたので，以上の点を詳しく書いておこう。

③非合理性の認識は統合失調症の強迫症状との鑑別点なので，詳しく記載しなければならないだろう。症状のあったときと消失したときで，自分の強迫症状に対する不合理性の認識を詳しく書いておこう。

④どうして治療を中止したか，その理由をきちんと書いておかないと，漫然と経過観察をしていると受け止められそうである。普通の高校生のように勉強をしたり，友達づきあいをしたりしていたので，精神活動や社会活動は良好と考えたのである。

⑤この文章はあまりまとまりがよくない。学術用語の羅列になっているような気がする。幻聴の内容も書くべきであろう。カルテをみながらその当時の様子を思い出して，書き変えることにする。

⑥入院中の経過については，他の病院ということもあり，あまり情報を得ることはできなかった。退院後は再び筆者が主治医となり，外来診察を続けているので，その点に触れる必要があるだろう。

以上のような点を加筆していくと，全体の分量が２，３割増しくらいになりそうである。

12.「考察」をどうのべていくべきか

症例報告でもっとも書きにくい「考察」では，どのような側面に焦点をあてるべきか考えてみた。論じるべき項目として，次の点を挙げてみた。

1. 魔術的内容の強迫症状があると，後に統合失調症を発症しやすいのかどうか。そのような疫学的な研究があるのか。
2. 非合理性の認識は，症状のあるときと消失後でどうであったのか。非合理性の認識が薄いほど，後日統合失調症を発症しやすいといってよいのかどうか。
3. 無症状の期間をどう考えるか。強迫症状を示した時期が統合失調症の初発と診断されていれば，その後は寛解期ということになる。一方，強迫症状はあくまで非特異的な前駆症状であったに過ぎないと考えると，その後統合失調症のプロセスが徐々に進行し，大学卒業前になって発症の臨界点を超えたとも考えられる。この両者の考えかたの異同はどうなのか。

4．3のような精神病理学的な高踏的な議論はともかく，後知恵ではあるが，主治医としては患者が高校生のときにどうすればよかったのか。抗精神病薬を予防的に投与すべきだったのか。もっと長期に経過をみていくべきであったのか。素朴ではあるが臨床的には重要な疑問だろう。

以上の1と2については，根拠をあげて論じなければならない。したがって，自分の議論を補強するという視点で，参考にした文献をよく読んでいこう。3については統合失調症の診断の問題もあり，論じると長くなりすぎるかもしれない。症例報告を書くことは勉強にもなるので，このような診断的な問題も調べることにする。しかし，あまりこの点について論じてしまうと，この症例報告の論点がずれそうなので，注意する必要があるかもしれない。4については仮定の話になるので，多少とも筆者の感想的な文章になりそうである。根拠に基づく文章にはなりづらいが，論文の終わりに多少触れるくらいであれば，さほど嫌みにもならないかもしれない。

このように考えて，「考察」や「はじめに」を含めて，最終的に全体の長さを考えながら加筆したり訂正したりしていくことにした。

13.「はじめに」の執筆

「考察」と照合しながら「はじめに」も書いていくことにしよう。強迫症状と統合失調症の前駆症状としての強迫症状については，先ほどの引用文献でもいくつか触れられていた。どうも昔は，精神分析の影響で強迫症状があると統合失調症が発症しにくいという説があったらしいが，最近の疫学調査ではそうではないといわれているらしい。飯田らによる文献にはこのあたりのことが詳しく触れられている。このことは「はじめに」でのべておいて，強迫症状が統合失調症の前駆症状としていかに重要であるかを指摘しておこう。ただし，無症状の期間があるかどうかについてはあまりのべられておらず，前駆したとしても１年以内に統合失調症へと発展していくとみているようである。ここは自分の報告の新しい点として強調して記述しておこう。

この症例呈示は見本であるし，まだ書きかけである。ただし，論文はすべての項目をはじめから順序よく書いていくわけではないことはすでにのべた。まず，キーワードを選び，報告のストーリーを考え，その筋に沿って記載漏れがないように記述を進めていくのである。「考察」では関連した論文を選択した上でよく読み，その情報を自分の議論の根拠として上手に使っていくことになる。あまり細部に拘泥して全体の議論がみえにくくならないように気をつけなければいけない。個人的には興味があっても，論点とずれているような部分については，思い切り削ってしまわなければならないこともある。

「考察」をある程度書き上げたら，「はじめに」も書き上げるようにして，両者が問いと答えで呼応するように記述をそろえる必要がある。あとは，文献のリストを作っていけば，9割方終わりである。

しまった，まだ抄録が残っている。だいぶくたびれてしまっていても，がんばって要領よい記載の抄録を作り上げる必要がある。また表題も紋きり的なものを避け，魅力的なものにするほうがよいであろう。先に挙げたキーワードをすべて含みながらも簡潔な表題を工夫しなければならない。

このようにして，症例報告のいろいろな項目をいったりきたりしながら作成していくことになる。1人で執筆していると，思わぬところで肝心な事柄が抜けてしまったりする。一度書いたら1，2週から1カ月はそのままにして，再読するほうがこのような抜けはみつかりやすい。8，9割書いたら一休みして，しばらくしてから残りを書き足していくようにすると，時間はかかるが確実かもしれない。人の常として，一休みするとそのままめんどうくさくなってしまうものである。そこを突き破れると，症例報告もそれほど苦にならなくなるであろう。そして，よくできた症例報告があれば，『精神科治療学』のような医学雑誌にどんどん投稿してもらいたい。われわれの住む医学の世界では，貴重な経験や情報はみなで共有すべきものだからである。

第4章
わかりやすい文章を書こう

「論文は内容が大切で読みやすさは付随的なことである」と考えるのは大間違いである。論理が整い，簡潔でわかりやすい表現の文章は，それだけで著者のきちんとした取り組みから内容の確実性が窺われ，論文の価値も上昇する。わかりやすい文章を書く前に，まず読み手はだれかを考えよう。読み手に合わせた書きかたをすると，ずっと論文が読みやすくなる。精神科医を相手にしている場合は，読者が一般の臨床医なのか，精神病理を専門としているのか，生物学的な研究をしているのかなどで，論文の開始の仕方が異なってくる。場合によっては，病院内の研究報告などで，看護師や心理職など多職種の医療者が読者として想定される場合もあるであろう。

Ⅰ．原稿の書きかた

1．原稿の作りかた

さすがに自筆で原稿用紙を埋める人はもういないであろう。しばしば，「原稿用紙１枚」という単位が使われるが，これは400字相当ということである。しかし，ワープロソフトでは字数は自由に設定できるので，わざわざ市販の原稿用紙のように20行×20字のレイアウトにする必要はない（かえって読みにくい）。ちなみに『精神科治療学』誌では，400字の3倍（1,200字）の字数を指定している。この字数を，2.5～3 cmくらいの上下の余白をとったA 4用紙に10.5～11ポイントで印字すると，おおむねだれでもが読みやすい体裁となる。つまり，ワープロの初期設定どおりにすればほぼ読みやすい原稿ができると考えてよい。ときどき，ほとんど上下の余白をとらず，巨大なポイントの字で行間が詰まった原稿がある。著者の好みのレイアウトかもしれないが，査読者には読みづらく，一般的でないことを知っておこう。

英文を全角で入力するのも読みづらい。たとえば，Ｓｃｈｉｚｏｐｈｒｅｎｉａとするより，半角の入力にするか，あるいは英文フォントとしてschizophreniaと入力してほしい。また，原稿にはページ番号を打つのを忘れないこと。

2．なんといっても誤字脱字が多いのは感じが悪い

漢字などの変換ミスはときに苦笑を誘うが，多すぎると軽率な印象を査読者に与える。表4-1のような漢字変換ミスに注意してほしい。また，明らかな誤字も多いと，内容の正確性を疑われてもしようがない。誤字脱字のチェックは，投稿者だけでなく指導する側の最低限の責任でもある。投稿者が「どうせ，あちこちけちをつけられて訂正されるのだから，この程度でよいのだ」と思っているようならば，査読者側にとっては誠に心外である。自分で完全であると考えた論文を投稿してほしい。この際には，指導医だけでなく同僚からのチェックも大切である。

表4-1　変換ミスしやすい同音異義語の例

亜系と亜型	作製と作成
異動と移動	製作と制作
伺うと窺う	成長と生長
回答と解答	対象と対照
下行と下降	追求と追究，追及
課程と過程	探究と探求
規定と規程	部署と部所（×）*
昏迷と混迷（×）*	保険と保健
成育と生育	用量と容量

＊（×）は誤字。

II．文章の表現法

1．中味のない決まり文句は避けよう

1）「業界用語」は避ける

医学論文には従来からいくつかの決まり文句がある。できるだけこれらの「業界用語」(jargon) を避けて文章を作るほうが，日本語として美しい。たとえば，「生来著患を知らず」「近医」「他院」「変薬」(少なくとも筆者のワープロソフトでは変換できない) などの言葉。「著変なし」「特記すべきことなし」という文語表現も典型的な決まり文句かもしれない。「…した症例を経験したので，若干の考察を交えて報告する」「興味ある知見が得られたので報告する」というのもよくある決まり文句である。中身を伴わない，意味のないいいまわしである。簡単に記載するのは実際なかなかむずかしいのであるが，できるだけ具体的にどのような考察や知見なのかを提示するようにしよう。

2）文語調の紋切り表現は好ましくない

文語調がこの〈業界〉ではよく混入する。これは分野の違う人からみるとかなり奇妙に響くようである。とくにこの文体にこだわるのでなければ，たとえば「…を投与するも，奏効せず」は「…を投与したが，効果がなく」でよいであろう。また，「…にて」「…するも」というのも古くさい表現である。

3）口語的に過ぎる表現は不適切である

あまりにも口語調であると，子どもっぽく感じられる。「大きかった」は「大きい」，「変化していなかった」は「変化はなかった（みられなかった，認められなかった)」である。「疲れている印象であった」「コントロールはまずまずであった」なども同様である。

いうまでもないが，「妄想（＋)」「幻聴（－)」などの表現は公式の文章では不適切である。

4）対象患者を「症例」と呼ぶのはやめよう

論文中の患者を直接示す言葉として，「症例」とか「ケース」というのはやめよう。症例やケースはあくまで，患者本人を示すわけではない。ケースワーカーなどはしばしば内部文書で患者自身のことをケースと呼んだりするが，これは本来，依頼者あるいは相談者とすべきであろう。医療では患者である。「患者様」は症例報告ではさすがに使われていないようである。

5）英文直訳調もいかがなものか

英語論文では受動態が多用されるが，それをそのままの調子で日本語の論文にもってくるのは問題である。適度に使われるのはよいとしても，受動態が延々と続く文章は，執筆者の自信がないか，あるいは投げやりな印象となってしまうことに注意しよう。しかも，日本語では文脈から明らかにわかる主語は省略できるのであるから，能動態をできるだけ使用すべきである。たとえば，「入院2日目に頭部CT撮影が施行された」よりは「入院2日目に頭部CTを撮影した」でよいであろう。撮影したのはだれであるかは自明だからである。

「示唆する」という直訳調の言葉もよく使われる。おそらく英語の“suggest”の直訳であろう。これが多くみられると，文章に自信がないように響いてしまう。自信のあるところは断定した書きかたとすべきである。

6）むやみに長い文章は避けよう

医学論文ではなるべく長い文章を避けるのがよい。精神病理分野の論文では，長い文章がみられることもあるが，症例報告では簡潔を旨としよう。長い文章を書くと，しばしば主語と述語が一致しない文章ができあがる。印刷して3，4行にもなってしまう文章は読みづらいだけである。自分の癖で文章が長くなってしまいがちな人は，執筆のときにいつも注意するようにしよう。図らずも長くなってしまった文章は，工夫すれば短い文章でつなげることができるはずである。

2．日本語の論文としての表現

1）論文では「である調」がふつうである

長く文章を書いているうちに，文末の「である」がいつの間にか「だ」に変わってしまうものがある。論文では口語調のいいまわしは，患者などからの言葉を引用するときを除き，使わないのが原則である。

2）漢字などの用字法に気をつけよう

新聞などの用字法は論文表現でも参考になる。たとえば，形式名詞や補助動詞はひらがなで書く。「事（こと），無い，尚，夫々，俱，出来る，仕舞う，就いて，殊に，僅か，殆ど，迄，乃至，併せて，大抵，専ら，却って」などは一般にはひらがなで書くべきである。ただし，「時，間，行く，引き起こす」などはどちらの表記もありうる。新聞などを細かく読むと，漢字の使いかたなど表記が統一されているのがわかる。参考文献に挙げた各新聞社の用字用語集などを参考にするとよい。

3）体言止めの文章の連続は見苦しい

精神科用語の羅列や，文章の体言止めは，院内の症例報告会の資料を切り貼りしただけと考えられてもしようがない。「30 歳にて結婚。32 歳時に最初の入院。入院後 2 週間でうつ転」「30～50 歳，会社員」（「30 歳から 50 歳まで会社員であった」ということであろうか），「ハロペリドール最高 6 mg で治療」「頭部 MRI で前頭葉萎縮。脳波正常。臨床検査異常なし」などといった漢文調（？）の書きかたは，文章の流れが悪く，いかにも素っ気なく幼稚に響く。助詞を省略した文章も同様である。たとえば，「A 病院受診し」（A 病院を受診し），「症状消失し」（症状が消失し），「デイケア利用開始し」（デイケアの利用を開始し），「ハロペリドール 3 mg 開始し」（ハロペリドールを 3 mg で開始し），など。

4）句読点と段落のとりかたに工夫をしよう

句読点の打ちかたはむずかしい。文章の流れがよく，読者が誤解しないように句読点を打つのが原則である。とはいえ，自分の文体に慣れすぎていると，変なところに句読点を打つ癖に気づかないことが多い。査読すると，しばしば「Aは昔からよく使われているが最近，Bも普及し始めている」「Aは治療効果を示すにいたらず次第に，Bが使われるようになった」「反復性のうつ病エピソードを示す，双極性障害の患者では…」のような文章をみつける。自分の文体を他人にときどきチェックしてもらおう。

だらだらと段落のない文章はメリハリがなく読みづらい。まったく段落がなく1ページ続く文章を自分が読むことを想像してもらいたい。1つの段落に1つの主題となるように，適当に段落をつけよう。新書本などではやや過剰なくらい段落をつけ，また小見出しをつけていることに注目。速読の場合，段落の最初の文章だけをとばして読んでいくこともある。原稿用紙1枚につき，1～2つの段落の区切りを入れるとよいという。

一方で，改行が多すぎる文章は医学論文としては不適切である。ときに，2，3の文章が続くだけで，すぐに改行されてしまう投稿論文をみることがある。小説などでは縦書きで改行が頻用されているが，これをそのまま医学論文に適用してはならない。行間の思いを重要視する小説と，執筆者の理論の流れと読者の理解が大切な論文とでは，おのずと書きかたが異なる。

5）カタカナ語は論文では使わない

「スライドする」「シフトする」「エスカレートする」「オープンにする」などの，カタカナ語は口語である。日常の会話ではよく使われるが，正式の文章では使わないほうがよい。

6）固有名詞の記載にも注意

固有名詞の英文表記かカタカナ表記かは，雑誌によって決められている。一般的には，広く使われている英文であればカタカナ表記とすることが多い。たとえば，ハロペリドール，セロトニン，クレペリンなど。ちなみに『精神科治療学』誌ではなるべくアルファベットで表示することになっている。

7）英文タイプの慣例を知っておくと便利

英文タイプの慣例を知っておいてもよいであろう。数字と単位の間，また括弧の前にはスペースを打つことになっている。たとえば，10 mg/kg ではなく 10_mg/kg，DA(dopamine) ではなく DA_(dopamine) とタイプする（「_」はスペース）。ただし 37_℃ではなく 37℃である。「,」「：」「；」「.」のあとは半角スペースを１つ打たないと，ワープロソフトによっては一続きの単語とされてしまう。さらに詳しくいうと，印刷上ははっきりとはわからないが，原稿では＋や－の前後にはスペースをとるが，±の前後はあけない。

8）略語の使いかたには気を遣おう

略語を使うときには注意しよう。自分たちの施設で使われている略語を，思わず論文中に書いてしまうことがある。〈東３Ａ病棟〉などといきなり書かれても読者は困る。一般的には，精神科医がその論文を読むにしても，特定の分野のサブスペシャリティーではないことを前提としよう。したがって，とくに検査所見などでは，一般的なもの以外は spell out すること。MRI，GOT，CPK，EEG，ECG くらいなどはわかるにしても，ANA（抗核抗体）まではわからない。他科からの診察依頼文で病名や検査法の略語に往生した経験はだれにでもあるであろう。

医学界で広く使用されている略語は別として，少しでも不慣れな略語は初出のところで内容を明示しよう。略しかたはなるべくその分野で慣行となっている方法に従う。たとえば，精神科領域ではハロペリドールはHALあるいはHPDなどと略すのが一般的である。抗パーキンソン薬や抗ヒスタミン薬を，昔は抗パ薬とか抗ヒ薬と略すことがあったが，今では古くさく響く。ワープロを使うようになって，用語を略す意義が少なくなったためかもしれない。

また，論文の表題に略号を入れるのは絶対に避ける。図表の題や，本文の見出しにも使うのを避けるほうが賢明である。

9）並列の「,」の使いかた

「,」を並列に使う癖のある人がいる。ところが日本語では，「,」がandかorのどちらを示すのかわからない。そのため，「Aを中止し，B，Cを開始した」と書かれると，BとCの関係がわからなくなるし，「薬物を減量，中止した」というのも，「減量して中止した」のか「減量あるいは中止した」のかわからない。

ところで，筆者は文章を入力する際，読点と句点に，「,」と「.」を使っているが，「,」と「。」を使うこともある。横書きの文章では前者のほうが多いようであるが，これは出版社のスタイルで決められている。最近は横書きのときは公文書でも「,」と「。」を使うスタイルが多い。ちなみに『精神科治療学』誌は「,」と「。」を使っている。

10）接続助詞の「が」の乱用は見苦しい

逆接の意味がなく，なんとなく文章を続けるだけの「が」は多すぎるとくどい印象となる。症例報告などで乱発されやすい。とくに〈乱用〉しやすい執筆者がいるようで，3文中2文くらいの割合で，「が，」でつなぐ文章をみることがある。

文章を短く切り，逆接であるときには，「しかし」などの接続詞を使おう。論文全体でこの「が」がどれくらい使われているかを調べると，自分の文体の癖もわかってくる。

3．正しい精神科用語を使おう

精神科分野での用語を使うときには，きちんと調べて正しい用語を使おう。たとえば「精神変調」などと書かれても，なにをイメージしてよいかわからない。「睡眠導入剤（薬）」は製薬会社の造語である。とくに独仏語の精神科用語はむずかしい。発動性低下と自発性低下，記銘と記憶，などは混同しやすい。長年誤解をしたまま覚えていることもなきにしもあらず（自戒を込めて）。自信のない用語は必ずチェックしよう。そのために役に立つ精神科用語集を章末に参考文献として挙げておいた。

4．不快感を感じさせるような用語を使わない

「めくらめっぽう」「群盲象をなでる」などの慣用句も，特別に使用しなければならない理由がなければ，避けるほうが望ましい。差別語，不快用語についても各新聞社の用字用語集は参考になる。

DSM-Ⅳ-TRやICD-10の改訂訳（2014）以降，どちらも「人格障害」は「パーソナリティ障害」（「パーソナリティー障害」ではない）と改訳された。パーソナリティ障害の下位分類の訳も変更されているものがあり，DSM-Ⅳ-TRとICD-10とで訳しかたが異なってしまったものもある。2014年に翻訳されたDSM

-5ではそれまでと病名自体が変わっているものもあることに注意されたい（たとえば，身体表現性障害は身体症状症，転換性障害は変換症など）。

5.「中味のある」表現方法のヒント

1）著者の印象や意見なのか，一般的な知識なのかをはっきりさせよう

一般的な知識であれば文献を引用して，その事実を補強し，印象ならばそのような表現にしなければならない。たとえば次のような文章。「最近パニック障害の患者が増加しつつあり，発症年齢も広がっている。そこで，筆者らの病院でのパニック障害の患者数の変遷を調べることとした」…ここで，パニック障害が増えているというのは，著者らの臨床的印象であろうか。それならば「われわれの病院ではパニック障害の患者の外来受診が増加しているような印象があり，しかも発症年齢が広がっているように感じられる」と書くべきである。実際に増加しているという研究や報告があるのであれば，「2005年度に行われたAらによる調査では…」などとして，その文献を引用すべきであろう。

前後関係を示すような文章のときにこの問題が生じやすい。たとえば次のような文章はどうであろうか。「強迫症状は薬物Aの投与により消失した」と「強迫症状は薬物Aの投与後に消失した」。当然前者は因果関係を示していて，後者はたんなる事実を示しただけと読める。しかし，「強迫症状は薬物Aを投与すると消失した」のような文章であると，今度はその前後関係をどう判断するかはむずかしい。もし因果関係のあることを示したい論文

であれば，それを証明する前に「強迫症状は薬物Aの投与により消失した」と書いてしまうのは問題が多い。結論を先取りしてしまったことになる。文章の前後関係に気をつけないとしばしばこのようなことが生じてしまう。

2）確実性の強弱を示す日本語表現を上手に使おう

日本語の表現は微妙であるが，これを上手に使うと表現に深みが出る。たとえば，一般的にいわれていることを表現するときには，「…ということが知られている」「…といわれている」「…と考えられている」などと表現するとよい。ただし，このときには適切な引用文献の提示が必要である。そうでないと，著者の一方的な思いこみととらえられてしまうかもしれない。一方，若干譲歩した表現を使いたいときには，「…という報告が（も）ある」などと表現する。そうすると，一般にあまり知られていない，あるいは一般的ではないものの，そのような報告もあるというニュアンスになる。ここでも適切な引用文献は必要である。

しかし，「考える」「考えられる」「考えられた」や「思う」「思われる」「思われた」などの，譲歩したような表現の乱発は注意を要する。1つの段落で何度もみられたりすると，慇懃無礼な印象となり嫌みであるか，あるいは自信なさそうで弱々しい印象となる。たとえば，「…は否定的と考えられた」と変に譲歩した表現にするよりも，「…は否定的である」と断定してよいところもある。また，「…であろう」といった表現も気をつけよう。前後の文脈にその根拠が示されていれば，断定はできないにしてもそれなりの根拠があるのであろうと判断されるので，譲歩した表現とみなせる。しかし，根拠が示されていないと，たんなる感想ではないかと思われてしまう。とくに，文章の終わりを「…であろう」とする場合は，回数が多いと自信のない表現となってしまい，論文が弱々しく感じられてしまう。

3）比較するものがないのに「多い」「少ない」や「高い」「低い」とかはいえない

実際は対照群を決めて統計処理をしなければ，その数値が多いとか少ないとか，あるいは高いとか低いとかはいえない。なぜなら多い・少ないは「対照と比較して」の話だからである。「80％もの多くの人がこのダイエット食品に満足されています」といった，よくある怪しい広告を考えてみよう。あるいは，「この病院の精神科では，初診患者の50％は統合失調症であり，きわめて統合失調症の割合が多い」といういいかたは正しいのであろうか。しばしば，基礎値がないにもかかわらず，80，90％などの値があると，「多い」とか「きわめて多い」などの表現をしがちである。また，病前（あるいは観察前）の情報がないのに，一度だけの検査で「記憶力が低下した」とか「認知機能検査の成績が低下していた」などと書くのも不合理である。

4）あいまいな表現に注意しよう

長い文章では修飾語のかかりかたで混乱しやすい。よく指摘される例であるが，「AはBのように英語が得意でない」「Aはびっくりして黙っているBに話しかけた」などのような書きかたは，書き手の側は当たり前だと思っているので，校正のときにみつかりにくい。

わかりにくい二重否定ももったいぶった印象を与える。「…によらない現象ではないと判断した」は，「…による現象と判断し

表４-２　主語と述語が不一致の例

例１．

診断名の分類の方法は，DSM-IV と ICD-10 によっておこなった。

→診断名の分類は，DSM-IV と ICD-10 の方法によっておこなった。

例２．

SST とは Social Skills Training の略で，認知障害をもった統合失調症患者でも，社会生活が適切に営むことができる。

→ SST とは Social Skills Training の略号で，この方法によれば，認知障害をもった統合失調症患者でも，社会生活が適切に営むことができるようになる。

例３．

意識障害を認め，入院の上ハロペリドールにより治療し，軽快し退院となった。

→（主治医は）（症例の患者に）意識障害を認め，（患者は）入院の上（主治医は）ハロペリドールにより治療し，（患者は）軽快し退院となった。

→意識障害が認められたため入院となった。ハロペリドールによる治療により軽快し退院となった。

た」でよいのでは？

６．まとまりのある簡潔な表現

１）主語と述語が不一致，あるいは主語が不明の文章にならないように

書いている本人は気づいていないのであろうが，主語と述語の不一致や主語がない文章は，初心者にしばしばみられる（表４-２）。「患者は再び診察室に入ってきて，服薬はいつ中止すればよいですかと相談を受けた」というような文章である。とくに長い

文章であると，同一文内で主語が変わってしまうことがある。長い文章の終わりが，「明らかでなかった」「十分でなかった」などの，著者の判断や感想をのべるようになっているときにはとくに注意しよう。「なにが明らかでないのか」「なにが十分でないのか」が，読み手に伝わりにくくなっていることがある。

あるいは，「初診時患者は無言で表情も硬く，昏迷状態であった」のような文章はなんとなく流れが悪い。前半は様子についての描写で，後半は医師の判断である。異なった視点のものが同じ文章中に並列されているので，読みづらいのである。したがって，文章の後半は著者の判断というニュアンスを出すために，「昏迷状態を呈している（示している）と考えられた」などとすべきであろう。

2）精神科用語の羅列はやめよう

文章は短いほうがぼろが出にくい。ただし名詞を羅列してはいけない。症状名を羅列しても，状態像を上手に表現したことにはならない。たとえば，「幻覚，被害関係妄想，夢幻様状態，錯乱が出現した」とだけ書かれても，その状態像を想像できる読者がいるであろうか。そもそも，「夢幻様状態」や「錯乱」は状態像であり，「幻覚」や「妄想」は症状名であり，同一次元には論じられないものである。時間的な関連を含め具体的な記述が必要であろう。「知人の顔がしばしば目の前に浮かぶという幻視や，同僚の声などの幻聴があり，秘密組織に監視されているという被害関係妄想もしばしば訴えられた。全体として茫乎とした表情や意識障害の存在から夢幻様状態の出現が推測された」などと詳しく表現してはどうであろうか。また，「入院時，常同言語，拒食，不眠，滅裂思考，情動易変を認めた」などと書くくらいならば，症状評価尺度を使うかそれに準じた表現にするほうがまだましかもしれない。なんでも症状評価尺度を使い症状をデジタルに示すことは，読み手にとって味気ないものではあるが，中途半端な症状記載よりはよいかもしれない。

III．図表の書きかた

1．図表の原則

図表はそれだけで論文全体が概観できるようなものであってほしい。生物学系の論文では，抄録と図表を眺めるだけで，論文全体が理解できるようなものが理想とされるくらいである。図表の表題や説明（キャプション）もそのように工夫されたい。図は経時的変化を示すときに向いており，細かな数字それ自体に意味があるときには表にするのが原則である。図表の表題は長くなりすぎず，しかし内容がよくわかるような説明的な表題がよい。たとえば，「…における臨床経験年数と治療効果の関係」とすべきところを，木で鼻をくくったような「年数と効果」などという表題にしないこと。

しばしばアンケートなどを使った論文でみられることであるが，図と表で同じデータを本文と重複して表示してはならない。また，表でみればわかることを，細かな数字や％を挙げて本文中で冗長に記述する必要はない。本文に記述するのは，著者本人が主張したい要旨で十分である。

図表は１枚ずつ別紙に作成するのがルールである。ワープロソフトを駆使すれば図表を本文中に挿入できるが，投稿論文ではこのようなことをしてはいけない。

2．表

1）表作成の原則

表ではタイトルは表の上に書き，これは表の一部とみなされる。表では，縦棒やマス目の中の斜め棒を使った複雑な箱状の表は，もはや使わないのが最近の流れである。国際誌のように横棒だけとし，それもたくさん引かないほうが読みやすい。また，表のなかに細かな言葉を括弧内などに入れて表示するのも見苦しい。*や**などを用いて，欄外に脚注として説明するのがよい（表4-3）。

2）症例の表示

症例を順に示すときなどは，「症例1，症例2」のように，番号で示さなければならない。イニシャルや患者IDも適切でない。とにかく，個人を特定できないように配慮することが大切である。

複数の症例を呈示するときに，たくさんの情報を詰め込みすぎると，表が大きくなりすぎ，2ページにわたってしまうことがある。できればこのようなことは避けたい。必要最小限の情報を組み入れることとして，簡潔な表をめざすべきである。

3）表の作成

表の作成はワープロソフトでも可能であるが，Excelなどの表作成ソフトがあると便利である。しかし，表は最終的には印刷所で作成するので，査読者が読みやすいくらいの表でよく，あまり凝る必要はない（ただし，その後学会発表する予定であれば，最

表4-3　きれいな表（上）と旧式の表（下）

表　疾患別入院患者数

年度	性別	疾患名		
		統合失調症	感情障害	神経症性障害
2004年*	男	112	32	12
	女	120**	34	15
2005年	男	128	31	17
	女	124	35	19

*1月を除く，**うち5例は統合失調感情障害

表　疾患別入院患者数

		疾患名		
年度	性別	統合失調症	感情障害	神経症性障害
2004年度(ただし1月を除く)	男	112	32	12
	女	120(うち5例は統合失調感情障害)	34	15
2005年	男	128	31	17
	女	124	35	19

初からきれいな表を作っておくほうがよいかもしれない)。

3．図

1）図作成の原則

投稿誌によっては図表の数の上限が決められていることもある。だからといって，1枚の図表にたくさんのものを詰め込まないこと。ごちゃごちゃした図表は読者を混乱させる。図や表の縮小率は編集の側で決められるので，あまり細かな図や表であると大き

く印刷しなければならなくなり，1ページ中に占める面積が大きくなる。その結果，全体のページ数が増えてしまうことになる。「図表を縮小してくれれば，本文がたくさん入る」と主張して規定枚数を超えた原稿を提出して，編集者を困らせてはいけない。

2）図の記載の仕方

表とは異なり，図ではタイトルは図の下におく。また図の説明も図とは別紙に記載する。図と図の説明を同じ紙面に書いてはならない。図は精選し必要十分な数とする。あえて図にしなくてもよいものは省くこと。図は縮小されて印刷されるので，1つの図に多くの情報を盛り込んで複雑なものにならないよう注意する。

3）内容をよく表す図（グラフ）の形式

内容をよく表すグラフの形式を考えよう。棒グラフ，折れ線グラフ，円グラフなどのうちから適切なものを選択する。棒グラフは大小関係，折れ線グラフは経過や傾向，円グラフは割合を示すときに使う。ときどき，特定の集団での診断名を円グラフで示すことがあるが，このときには重複診断がないことなどに注意しておこう。重複診断があるときには，各診断名を足しても全体数にならないのであるから，円グラフは適切でない。

グラフ作成ソフトを使うと，グラフの三次元の表示も簡単にできる。しかし，本当にそれでわかりやすくなっているかを考えよう。三次元表示をすると，縦軸の数字が読み取りにくくなるのが欠点である。図4-1の3つの図を参照してもらいたい。図4-1cは立体的に示しているが，変化の推移はわかりやすいものの，個々の数値は線グラフである図4-1a，bに比べるとはるかに読み取りにくい。また3群の高さの比較もしづらい。

学会発表では，図を提示するのが短時間であることから色の配置などを含めて全体の印象を工夫する。しかし，論文での図はほとんど白黒であり，しかも精密に印刷され，読者にじっくりみてもらわなければならないのである。誤解がなくわかりやすい表示となるよう留意しよう。

4）図版は自分で作る

多くの場合，投稿論文などでは図表を出版社は作ってくれない。出版のもとになる原図（印刷業界の用語で「版下」という）は著者が作る必要がある。さすがに手書きのグラフは見栄えが悪いので，コンピュータで作成することになる。したがって，いろいろなグラフ作成ソフトに慣れておこう。図表作りにはかなりの時間が必要になるので，手慣れたスタッフにお願いするのが結局時間や費用の節約になるかもしれない。一般的なグラフであれば，データさえ入力すれば見栄えのよい図を作成してくれるソフトが市販されている。特別に凝った図でなければExcelで十分作図できる。しかし，Excelの初期条件のままの図では，医学論文の図とするにはカラーによる表示になってしまうなど，不適切なものが多い。これらは作成後に微調節すべきである。図４－１として３つの図を例として挙げておいた。図４－１ａはほとんどExcelの初期設定のままグラフを作ったものである。図のバックグラウンドに灰色の網かけがあって線が読みとりにくい。また点や線も小さく細すぎる。凡例も図の横に隣り合わせで，全体のバランスが悪くなっている。横軸の文字も斜めで読みづらい。図４－１ｂはそれに筆者が医学論文の図らしく手を入れたものである。バックグラウンドを消し，点と線は太目にしてある。凡例は図中に挿

a）
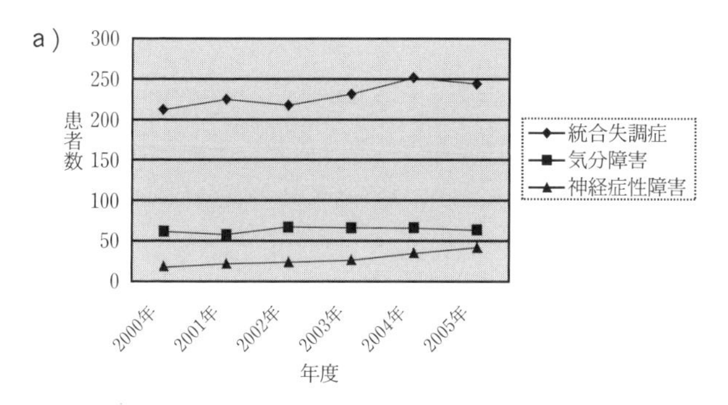

b）
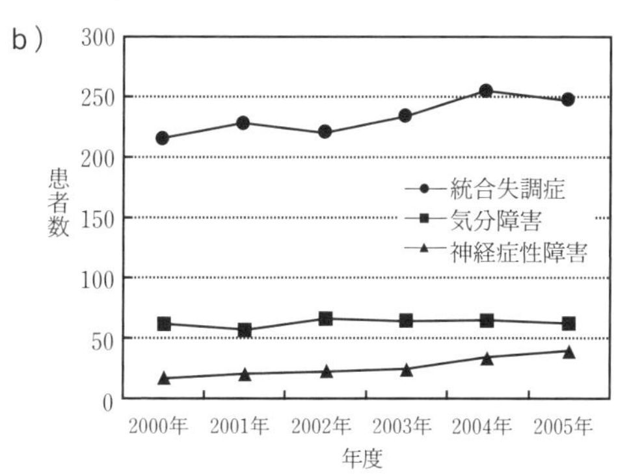

c）
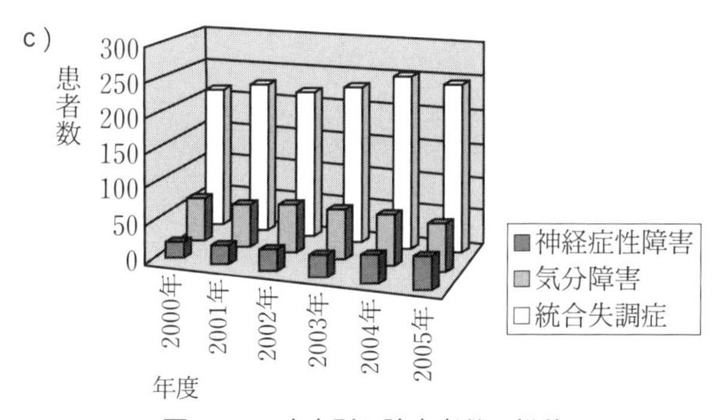

図4－1　疾患別入院患者数の推移

入してバランスをよくしている。横軸の補助線は絶対値も問題となるのであれば，入れておくほうがよいであろう。

縦軸や横軸の文字はギザギザのつかないフォントを選ぶ。通常，アルファベットならばSans Serifとよばれる文字にひげのない字体（Arial，Gothic，Helveticaなど）が好ましい。日本語ならばゴシックがよいであろう。

もし凝った図が必要であれば，Illustrator，Photoshopなどのより高度なコンピュータソフトによる作図が必要になるであろう。しかし，十分な練習と，ある程度の「絵心」が必要である。まわりに熟練した指導者がいなければ，初心者には勧められない。

5）図表のプリントアウト

図表は別々の用紙に1枚ずつというのが印刷上の決まりである。これは，図表は印刷所で本文と違ったやりかたで作成されるからである。また図はそのまま写真にとられて印刷にまわされるので，上質紙に十分な解像度で印刷されたものを提出すること。コンピュータで作図したときには，上質紙にレーザープリンタで印刷する。インクジェットプリンタのときには，専用用紙を選び，にじみがないように気をつけてほしい。ともかく，できるだけきれいな印刷が望ましい。フォトコピーをすると図がつぶれてしまう場合には，査読者用にも同じ写真のコピーを添付する（写真が1枚しかないときには，カラーコピー機を使おう。一般にカラーコピー機は通常のコピー機よりも，白黒でも精密なコピーをしてくれる）。今後は国際誌のように，決まった形式の画像ファイル（TIFFやJPEG）などで電子データとして提出するようになるのかもしれない。図は組織病理や脳画像解析の図などを除いては，白黒であるのが原則である。カラーの場合は著者に印刷費用の一部が請求されることがある。X線写真などの解像度について不明な点があれば，積極的に出版社に問い合わせてよい。

学会発表のスライドをそのまま印刷用の図にしてはならない。学会発表で使った図は印刷用とするにはどぎつく，あまりにイラスト的になってしまい品がない（逆もまた真である）。また，カラー表示をそのまま論文用に白黒に変換すると，重要な情報が失われてしまうことが多い。適切な線の幅や図形の大きさを工夫しよう。そのための参考書がたくさん出ている。

参考文献

〔精神医学の事典〕

1）加藤敏，神庭重信，中谷陽二ほか編：現代精神医学事典．弘文堂，東京，2011．
(現時点では精神科用語の事典としては唯一のもの。中山書店の「臨床精神医学講座」が職場にあれば，その別巻の総索引を事典として利用するという手もある)

〔精神医学の用語集〕

2）日本精神神経学会・精神科用語検討委員会編：精神神経学用語集第6版．新興医学出版社，東京，2008．

3）日本心身医学会用語委員会編：心身医学用語事典第2版．三輪書店，東京，2009．

4）日本内科学会編：内科学会用語集第5版．医学書院，東京，1998．
(英和辞典の体裁をとっている)

5）北村俊則：精神・心理症状学ハンドブック第3版．日本評論社，東京，2013．

（精神科用語の適切な使用法を確認したいときに有用。自分1人の思わぬ勘違いに冷や汗をかくこともある）

6）濱田秀伯：精神症候学第2版．弘文堂，東京，2009．

（仏独英にわたる博学な精神病理の知識をもとに書かれた本。精神科用語をその歴史から説明している。索引が充実していて用語集として使用することもできる）

〔日本語の書きかた一般〕

7）本多勝一：［新版］日本語の作文技術．朝日文庫，朝日新聞社，東京，2015．

（語順，句読点の打ちかたなど読み手にわかりやすい文章を書くときの工夫がたくさん指摘されている）

8）朝日新聞社用語幹事編：朝日新聞の用語の手引 新版．朝日新聞社，東京，2015．

〔医学論文の日本語も，新聞での表記を基準にすると読みやすい日本語になるであろう。平易で誤解のない文章を作るために，新聞社でおこなわれている実例を教えてくれる。このほか同様の用字用語集が他の報道機関（読売新聞社，共同通信社，NHK）などからも出版されている〕

第5章
書いた論文を投稿しよう

Ⅰ．投稿の準備

1．どのような雑誌に投稿するかをまず決めよう

一般に学会誌は格が高く，商業誌は玉石混交である。ただし，小規模な学会の学会誌の場合，購読者が少なく，発表してもその特定分野以外の読者にはあまり読まれない可能性がある。格が高いというのは審査が厳しく受理される率が低いということである。もっとも，審査が厳しいことを知りながら投稿してくることを考えると，投稿論文はおのずからレベルの高いものである可能性があり，かならずしも受理率だけからは審査の厳しさを判断できないかもしれない。ふだんからその雑誌をよく読んでいれば，だいたいの投稿論文のレベルを知ることができる。わからない場合は経験ある先輩に聞いてみよう。

2．投稿規定を調べてよく読む

投稿すべき雑誌がだいたい決まったならば，投稿規定を熟読しよう。投稿規定は投稿者に対して雑誌側が「お願いすること」で

はなく，「投稿者が絶対に遵守しなければならないきまり」と理解すべきである。投稿規定に合わないと，内容がいかによくても，それだけの理由で返却となっても文句はいえない。投稿規定はほとんどの雑誌のホームページで公開されている。ちなみに『精神科治療学』誌では，研究報告，短報，臨床経験，資料，カレント・トピックス，紹介，総説，Letters to the editor など，それぞれの趣旨に沿っていろいろなジャンルが設定されている。『精神神経学雑誌』は，原著，臨床報告，総説，症例報告，討論，資料などとなっている。それぞれのジャンルごとに，原稿の枚数や，図表の数の上限が設定されている。慣習的に文字数は 400 字詰めの原稿用紙の枚数で表現する。参考までに『精神科治療学』誌では，1ページは刷り上がりで 400 字の原稿用紙 4 枚ぶん，図は原稿用紙 1 枚ぶんくらいに相当する。

国際誌に投稿するときには，covering letter と呼ばれる論文の内容やそれにかかわる事柄を記載した手紙を論文に添付する。わが国では論文に手紙を添付することは少ないが，査読者の役に立ちそうな事柄などを記載しておくのは，むしろ推奨される。

II．国内雑誌における投稿論文の流れ

①投稿原稿は出版社ないし学会内にある編集委員会の編集部に届けられる。ここでまず投稿規定に合っているかなどの形式的なチェックを受ける。この段階では，よほど形式的にずさんな論文以外は返却されることはない。

②編集長が投稿論文をざっと読んで，適切な編集委員を複数決

めて（通常２人程度）査読を依頼する。だれが適切な査読者であるかについて編集委員会内で討論されることもある。通常はその分野に詳しい編集委員が選ばれる。

③査読者は投稿論文を読み，決められた期間内に査読意見を編集部に送る。査読者が多忙であったりしたときは，ここで遅くなってしまうことが多い。

④編集委員会で査読者が論文の要旨とその査読意見を開示し，それについての討論が委員会内でおこなわれる。ちなみに，『精神科治療学』誌では査読意見に大きな違いがなければ，査読者のどちらかが両者の査読意見をまとめ，投稿者に返事を送る。しかし，査読意見が大きく異なった場合などは，編集委員会内で慎重な討論がおこなわれることになる。

⑤返事は，（１）そのまま受理（初回投稿の場合はまれ），（２）若干の加筆訂正をした上で受理（もっぱらワープロ操作などに伴う誤字脱字など形式的なもの），（３）加筆訂正をした論文を再び審査し，適切に加筆訂正がされていれば受理，（４）返却である。ただし，（３）は加筆訂正の程度や，その適切性についてさらなる審査が必要になるかどうかで次の２つに分けられる。(3 a）は，加筆訂正は大幅なものではなく，適切な訂正がなされたことが査読者に確認できれば受理となるもの。投稿者の勘違い，説明が不十分なもの，誤記などで，投稿者に戻せば比較的容易に訂正してもらえると思われるものなどである。このような場合は，査読者に「けんかを売る」ようなことをしなければ，適切に改訂すればまず受理されると考えてよい。(3 b）は，加筆訂正は大幅なものになり，書き換えられた新規の論文とみなして検討する必要のあ

るもの。訂正が十分でなければ，（4）返却となってしまうこともある。論文としての欠点は大きいが，投稿者の力量もある程度窺われ，適切な指摘があれば訂正できるかもしれないという論文がここに含まれることになる。この段階の論文が実は多い。編集委員としては，論文の価値を十分認め，けっしてないものねだりの訂正を求めているのではないので，投稿者も積極的に対応してもらいたい。また，そのときの訂正の仕方は，受理となるか返却となるかを決めることになるので重大である。

(3b) から，再投稿した論文が (3a) となることもある。投稿者はうんざりするかもしれないが，ここであきらめないこと。おそらく格の高い雑誌は (3b) となる投稿論文が多いのであろう。

⑥以上のようなやりとりをしていると，どうしても投稿から受理になるまで，早くとも数カ月かかることもある。どこかの段階で問題点が生じると，投稿から掲載決定まで1年以上かかることもまれではない。実際の印刷まではさらに数カ月待たされることになる。一般的に3カ月以上返事がない場合には，編集委員会に現在の進行状況を尋ねてもよいであろう。

Ⅲ．査読者からの質問に答える

1．査読に対する返事の心構え

一生懸命に論文を書いて投稿したあと，査読者から些末なあるいは勘違いの指摘（と投稿者には思われる）が返ってくると，ムカッとするのも無理はない。筆者としても同じ経験をしたことは多々あるので，その気持ちはわからないわけではない。しかし，「査読者はあなたの論文にけちをつけているのではない。読者の立場に立ってよりよい論文にしようとしているのである」ことを銘記しよう。残念ながらその雑誌のレベルに到達していないものは，掲載を断られることがある。ただし，書きかたなどの形式面で掲載を断わられてしまうというのはいかにも残念である。これらの理由で掲載を断られることがないようにしよう。

2．査読者からのコメントに対する返事の手紙はていねいに書こう

通常次のような形式にならって書いていく（図5-1を参照）。まず，手紙の最初にだれが書いたどのような表題の論文についてであるかを明示する。次に，査読してもらったことのお礼をのべる（社交辞令であるとしても，あったほうが感じがよい）。次に，論文全体に対して投稿者がどのように加筆訂正をおこなったかがわかるように概略を書く。通常，査読者からの指摘は箇条書きになってくるので，それに1つひとつ答える形で，どのように加筆あるいは訂正をしたかを具体的に答える。回答が短ければ本文中からそのまま抜き書きしてもよいが，長い場合はページ数と段落を示す。再投稿のテキストをもう1部コピーし，そちらに訂正や加筆したところをマーカーで示すことも勧められる（実際に，国際誌ではこのようにしなければならないところもある)。「#4の指摘点について加筆修正しました」とあるだけで，どのような加筆訂正がどこになされたのか書いていない場合は，査読者は初稿と再投稿を机に広げて本文を比較しなければならなくなる。こ

○○○○編集委員会御中

受付番号：
論文表題：
著者：

ていねいな査読ありがとうございました。
ご指摘の点に沿って次のように論文を加筆訂正いたしました。全体に症例についての記載を増やし，図をよりわかりやすいものに差し替えました。統計処理もより適切なものに変更しました。とくに，症例報告の部分は大幅に加筆訂正いたしました。よろしくご配慮ください。

個々に指摘された点についての回答は次の通りです。

＃１．薬物治療中止後の症状の改善については，記述が不十分でしたので，本文３ページの第１段落および４ページの第１～４行目に詳述いたしました。
＃２．開始時の薬物療法の内容については治療が他院で開始されたため，詳細不明で記載できませんでした。
＃３．ご指摘の通り，意識障害は認知症の症状ではありませんので削除しました（６ページの第５行目）。
＃４．適切な引用文献（文献番号11と14）を追加しました。

（中略）

いくつかのご指摘をいただき，より適切な表現の論文になったのではないかと考えております。再度の審査をよろしくお願いいたします。

図５－１　再投稿論文における手紙の文例

のような書きかたは査読者の負担を増すだけで印象がよくない。

最後に，これも礼儀として，査読者の指摘によって論文がよりよくなった礼をのべ，受理されることを期待している旨を書き加えればよい。

3．査読意見に対する返事の書きかた

1）査読者のコメントに首肯できるとき

査読のコメントが返ってきて，その意見にたいしてなるほどと思うときには，素直に対応するのがよい。自分の論文を客観的に評価するよいチャンスになったと前向きに考えよう。したがって，あえて査読者のコメントにたいして，いい訳がましくなったり，細部にこだわった返事をしたりするよりは，そのまま率直にコメントを受け入れて，論文全体を推敲することにエネルギーを使うほうがよい。論文を書くことに慣れてくると，「やはりその点を指摘してきたか……」と思うこともある。これは，自分の論文の欠点を事前にある程度気づいていたということでもある。このような場合は，執筆時にすでに「こういわれたらこう答えよう」という対策が，漠然と頭のなかでできているはずである。

2）査読者の指摘する点が自分の論旨とずれている，あるいは査読者の勘違いであるように感じるとき

査読者が指摘する点の妥当性はともかく，どうも自分の報告の意図するところが十分に査読者に伝わっていないように感じるときがある。つまり，「そういうことを意図して書いたのではないのだが……」ともらしてしまうような事態である。したがって，

そのまま返事をしようとすると，論文全体のバランスが崩れ，趣旨もずれてしまいそうになる。あるいは，「これは査読者の勘違いではないか」と思うこともある。たしかに査読者といってもすべての分野のエキスパートとは限らないし，場合によっては自分のほうがいろいろ調べたぶん知識も豊富かもしれない。このようなときには，査読者と投稿者の間に論文の趣旨をめぐって誤解が生じてしまっているのである。投稿者にしてみれば，査読者の読みかたが悪いということになるのであろうが，ここは一歩下がって査読者が誤解をしてしまったような書きかたを反省すべきであろう。いきなり，「私はそういうつもりで書いたのではありません」と答えると，けんかを売ったようになってしまう。まず，自分の意図が指摘された点にはないことをのべ，次に誤解を生じやすい記述になってしまったことを謝って，論旨全体が自分の意図したところに沿うように書き換えるようにしよう。おそらく段落全体を書き換えることになるかもしれないので，書き直したあと論文全体の流れをもう一度確認しよう。

3）査読者の指摘は理解できるが，投稿者としてはもとの記述のままにしておきたいとき

査読者の意見はもっともであると思うが，投稿者としてはもとの論文の記述を残しておきたいことがある。このような場合は，2）と同様に，論文の趣旨が正しく査読者に伝わっていないことから生じやすい。つまり，論文全体として論旨の流れがよくないと，読み手の側と書き手の側で論旨についての誤解が生じやすいのである。論旨が分散していないかなど，この原因をよく調べて，直すべきところは直しておこう。残しておきたいところはその理

由をつけて回答すればよい。

4）とうてい実行不可能なコメントが返ってきたとき

国際誌などでは，実行不可能なコメント（再実験が必要である，対象を増やして再検討せよ，など）がつくということは，事実上の返却である。コメントを背後のニュアンスを含めてよく読んでみると，査読者も実行不可能であることを知っていて指摘しているらしいことがわかる。このような場合はあきらめるしかない。しかし，国内誌ではそこまで厳しいことは少ないと思われる。指摘された点を十分に実行することはできないが，そのうちのいくつかは実行可能であるのならば，とりあえずできる範囲でやってみよう。冷徹な査読者でなければ，投稿者の熱意は伝わるはずである。そして，査読者の指摘のすべてには従えなかったのであるから，論文でいいすぎたところは刈り込んで，謙虚な結論となるように書き変えよう。

5）コメントにまったく承服できないとき

コメントにまったく承服できないと，そのまま再投稿せずに終わってしまうことになる。つまり，掲載をあきらめるということである。あるいは，もっと査読がゆるいと考えられる雑誌に投稿し直すことがあるかもしれない。しかしそうする前に，もう一度冷静に考えよう。査読意見は返ってきてすぐ読むと，好意的なコメント以外は頭に血が上る。まずさっと読み，もし否定的なコメントが多ければ，少なくとも数日はそのままほうっておくほうがよい。その後，頭が冷えた時点で詳しく読み返し，やはりどうしても承服できないかどうか考えよう。他の雑誌に投稿しても同じようなコメントが返ってくるかもしれない。ここは冷静な判断が必要である。

6）何度も査読者とやり取りをしてしまう場合

多くの投稿は査読が１回ですむことが多いが，まれに１回ではうまくいかず，加筆訂正後も再び追加の意見がつき，戻ってくることもある。だんだんと意見が厳しくなるということはないので，根気よく対応していこう。そもそもこのような事態になるときは，①訂正の指示に十分に従っていないと査読者に判断された場合，②指摘されたところ以外の加筆や訂正をしてしまい，さらにその部分に査読意見がついてしまった場合，③新たに誤字や脱字がみつかった場合，などが考えられる。①については，もう一度査読意見をよく読んで，査読者の要求に沿うように書き直すだけの忍耐力が必要である。査読者の側からみれば，嫌がらせをしようとしているのではもちろんなく，むしろもう一度お付き合いしてもよいと腹をくくっているのである。したがって，投稿者側がこれに答えずにあきらめてしまうというのはいかにももったいない。②はいわゆる蛇足である。本来このようなことを投稿者はしてはいけない。査読者側としても，原則として１回目の査読で指摘しなかったことを，２度目の査読で新たに指摘するというのは適切な査読とはいえない。しかし，論文全体の既述が十分でない場合，投稿者の加筆や訂正によって初めて他の部分の問題点が浮き上がってくるということもある。論文全体の完成度が高くなかったと反省して，もう一度指摘された点を再考してほしい。③の場合は部分的な修正ですんでしまうので，編集者への対応ですむこともある。

7）細かな指摘に対する対応

細かな指摘は，論文全体の評価にかかわるものではなく，論文をより読みやすくするための査読者の細かなアドバイスであると考えてほしい。指摘点がたくさんあると，うんざりするかもしれないが，それだけていねいに読んでもらったと理解してもらいたい。そっけないコメントよりはずっとよい。ただし，誤字や間違った術語の使用などの指摘点が多い場合には，推敲が雑であったと反省してもらわなければならない。投稿前に指導医はよく読んでくれたのであろうか？ このような場合は，指摘された点については，投稿者として多少のこだわりがあるにしても，ほぼそのまま受け入れて訂正していくほうが賢明である。

8）統計法に対するコメント

統計法については査読者がそれほど詳しくない場合は，誤った使用でもそのまま通ってしまうことがあるかもしれない。「この統計法は適切でないので，統計の専門家と相談するように」というコメントの場合もある。具体的な指摘にならないのは，論文の実データがなければ，どの統計法が適切かわからないからである。統計法の誤った使用や解釈などについては，コメントのまま訂正してもらいたい。ときに，研究デザイン全体の問題から適切な統計法が選ばれていないことがある。統計に詳しくないと，このことが理解できないこともある。統計に対する知識が乏しく，有意差が出るまで統計ソフト中のさまざまな統計法を試しているような段階であるならば，もう一度統計に詳しい先輩や同僚などに聞いてほしい。場合によっては実験デザイン全体を再考しなければならないこともある。

IV．論文投稿にまつわるいくつかの問題

1．二重投稿の問題

同じ原稿を２つ以上の雑誌に同時に投稿することは，二重投稿として学問の世界ではきつく禁じられている。厳密には英語と日本語の違いがあっても内容がほとんど同じであれば，二重投稿となる可能性がある。ただし，二重投稿とならないこともある。たとえば，日本生物学的精神医学会の学会誌である『日本生物学的精神医学雑誌』では，一定の条件を満たせば２次公表として，二重投稿扱いとしないこともあるとしている。つまり，両雑誌の編集者がともに了解していること，および後からの論文には先の論文が引用されていることなどの条件である。

また，一方は投稿でなく依頼論文あるいは学会抄録集であったとしても，内容に大幅な重複があるときは，二重投稿となるおそれがある。同じ症例を２つの異なる側面から考察して，それぞれ異なった雑誌に投稿するときも注意を要する。症例の記載がまったく同じであることは好ましくない。それぞれの趣旨に添って表現を変えるべきであろう。以上の２つの場合は，論文の脚注などに学会で報告ずみであること，あるいは同じ症例を発表していることなどを断るべきである。

ある雑誌に投稿して適切な訂正があれば受理という判定になり，いったん投稿者に戻った論文を，その雑誌への再投稿をあきらめ，他の雑誌に投稿するということもできる。この場合は厳密には二重投稿とはならない。しかし，先の雑誌は訂正された論文が再度

送られてくることを期待しているのであるから，適切な時期に掲載を辞退する旨の連絡をするというのが紳士的であろう。

とはいうものの，二重投稿の問題は微妙な部分もあり，投稿者の良心に任せなければならないこともある。たとえば，現在無修正で受理されることはほとんどありえないとすれば，同時に複数誌に投稿し，もっとも好意的な査読意見のところにだけ改訂論文を送るということも可能である。しかし，雑誌によっては査読者が重複していることもあり，このような投稿の仕方を続けていると，投稿者の不誠実さは早晩明らかになってしまうであろう。

2．投稿の利害関係の開示（利益相反：conflict of interest）

利益相反とは，研究者の利益に対して，自身の社会的責任や公共の利益が相反する事態をいう。研究が病気の治療に役立つという公的な利益と，研究者の私的な利益が両立しないという意味である。たとえば，ある会社から研究資金をもらってその会社の製品の適応症拡大に協力したとき，この会社に都合のよい研究成果しか故意に報告しなかった場合には，研究の中立性について重大な懸念が生じることになり，社会的公平性に対する挑戦ともなる。とくに薬物などの臨床研究ではこのような問題が生じやすい。医学雑誌では論文の最後に著者の利益相反を開示することが多い。日本精神神経学会では学会誌や学会発表における具体的な開示基準や開示の文面について指針が作成されている。商業誌ごとに開示方法が異なるが，ちなみに『精神科治療学』では「寄稿される論文の内容に関して，資金提供，雇用関係，報酬授受などによる利益相反がある場合には，関連の企業・法人組織名と具体的な内容を明記して下さい。不明な場合は，日本精神神経学会の「臨床研究の利益相反（COI）に関する指針」を参考にして下さい」となっている。具体的な開示の基準などはこの日本精神神経学会の利益相反指針とその細則にならえばよいであろう。

参考文献

1）日本精神神経学会：医学研究の利益相反（COI）に関する指針．(https://www.jspn.or.jp/uploads/uploads/files/about/coi_indica tor_20180620.pdf)

2）日本精神神経学会：「医学研究の利益相反（COI）に関する指針」の細則．(https://www.jspn.or.jp/uploads/uploads/files/about/coi_detailed_rules_20180620.pdf)

第6章
症例報告作成の注意点・論文の磨き上げ

ここでは実際の論文執筆の際に気をつけるべきこと，知っておくと便利な事柄，および能率的な執筆の順序についてのべてみる。いくつかは筆者のやりかたであるので，一般的なものではないかもしれない。筆者の提案が役に立てば幸いである。自分はもっとよいやりかたでやっているということであれば，紹介していただきたい。

Ⅰ．執筆で気をつけるべきこと

1．統計法

生兵法はけがのもと。統計を使うと論文の確実度が高くなると信じる人がいる。確かにそうなのであるが，誤った統計の使用ほど査読者にとって始末に悪いものはない。統計ソフトがたくさん発売されているので，とにかく表に数字を入力すると，なにがしかの結果が出てくる。統計学の知識がなくてもそれらしい数字が出てくるので，誤用の危険性が高くなる。自信がなければ，統計に詳しい人に聞くようにしてほしい。統計についての本はたくさん出ているので自習されてもよいかもしれない。

一目でみてわかるようなこと，あるいはたった数例のデータに無理やり統計処理をかけて有意差を出しても，論文の意義が高まるかは疑問である。ややこしい統計処理をするほどの意味がなければ，数字を挙げておくだけとし，その数字の評価については謙虚な記述とし，最終的な判断は読者に任せるようにすべきである。

反対に，大規模なデータの解析ではしかるべき統計処理は必須である。この場合には，データを収集する前から統計学者と研究計画をきちんと立てておく必要がある。たとえば，項目数の多いアンケートをおこなったあとで，重要な項目を落としてしまったことに気づいてもどうにもならない。あとの祭りである。

大事なことは，統計という方法を使ってどのような結論を導き出したいのかということである。それをはっきりさせたあとに，そのためにどのような統計法を採用すればよいのかを考えることになる。しばしば，項目の有意差を出したいためだけに統計を用いているようにみられるものがある。方法と目的を混同してはならない。当然いきあたりばったりの統計法を用いてはならず，そのためには先にのべたようにあらかじめ研究計画を立てておく必要がある。

2．既発表論文の引用

1）引用の原則

論文中での引用の目的の１つは，自分のオリジナルな意見と他人の意見とを混同させないためにある。正しい引用を示さないと，場合によっては剽窃（plagiarism）ととらえられてしまう。どれが自分の意見で，どれが他の人の意見かを区別して記載しなければばならない。しかも，他の人の意見については，読者が同じ資料を得られることを著者は保証しなければならない。そのために，本文中のどこに，だれのどのような著作物から引用したかを示すのが引用文献である。当然引用するときには，引用される側の研究を尊重しなければならない。自分の都合のよいところだけ文献の一部を恣意的に引用するのは儀礼に反する。引用文献は医学雑誌やモノグラフから引用するのが普通である。新聞記事や週刊誌の記事などは，例外を除き引用文献にすることはできない。

最近，インターネットからの情報をどうするかという問題が生じている。基本的には公的な機関のホームページ上の公開データに限定すべきであろう。というのも，自分だけあるいは一部の人しか知ることのできない情報を引用することは，学問的に不公正であるからである。同様に，非公開の社内資料や院内情報などを引用してはならない。また，個人のホームページからの情報も原則は遠慮すべきである。しばらくすると，アドレスが変わってしまってアクセスできなくなることがよくあるし，そもそも本人かどうかの確認はインターネット上ではできないという大きな危険性があるからである。

2）文献引用の形式

悩ましいことに，本文中の文献引用の形式は雑誌ごとに異なる。表6-1によくある2つの形式を示した。

ここで，括弧は著者名あるいは研究名の直後におく。したがって，「田中らによると…とされている[1)]。」などとはしない。括弧も片括弧や両括弧，カギ括弧など雑誌の投稿規定によってさまざまである。複数の著者がいる場合も引用の仕方は雑誌ごとに異な

表6-1　本文中の文献引用の形式

『精神科治療学』誌の形式：引用文献の番号を括弧で囲む

「田中ら[1)]によると…」

「増加を示すいくつかの研究[2−4)]がある」

「…は上昇することが知られている[5−7)]」

他の形式：引用文献の著者名と発表年度を括弧で囲む

「田中ら（2005）によると…」

「増加を示すいくつかの研究（田中ら2005，山本ら2004，鈴木2001）がある」

「…は上昇することが知られている（田中ら2005，山本ら2004，鈴木2001）」

っている。よく投稿規定や雑誌の本文を読んでおくこと。引用文献が不統一でいかにも雑に作られているものは，本文の信用性を疑われてしまうことがある。

3．図表や評価尺度などの著作権

著作権はこれから大きな問題となる可能性がある。わが国では，とくに医学界は，この問題について暗黙の了解のもとにややあいまいに扱われてきたようであるが，今後きちんとした対応が投稿者にも求められてくるようになるであろう。図や表などを出典表示なしにそのまま自分の論文に引用してはならない。場合によっては，出典表示しても掲載が許されないこともある。ちなみに，一度雑誌に投稿された論文の著作権は出版社に移ってしまう。海外出版社では投稿が受理になったときにそのような契約書を交わすことになっている。したがって，この場合たとえ自分の作った図であったとしても，まったく同じ図を使うときにはその出版社の許諾が必要となる。

海外で発表された評価尺度の日本語訳がいくつか発表されている。この評価尺度を使うときには，原著者の許諾が必要になることがある。個人的に使用することはかまわないとしても，論文などで公表するときには注意しよう。翻訳した著者や施設に問い合わせるとよい。

4．倫理的な問題

1）施設内の許可を得る

ヒトを対象とした研究では，厚生労働省の厚生労働省「人を対象とする医学系研究に関する倫理指針」に従う。当該施設の倫理委員会の承認が必要なこともある。治療的介入の効果をみるような前向き試験のときには，倫理的な問題を十分に考えてもらいたい。アンケートなどでは，協力しなくても不利にならないことの保証や，責任者の名前と所在・連絡先が明記されていなければならない。

研究の倫理的問題点を明らかにするために，たとえば次のような例を挙げてみる。

「ある精神科病院でボランティアを受け入れることになった。研究者のA先生は，ボランティアが病棟で活躍すると，入院している認知症患者の症状の進行が遅くなるのではないかという仮説を思いついた。そこで，A先生は担当している2つの病棟のうち，X病棟には積極的にボランティアを受け入れるようにし，Y病棟にはボランティアを受け入れないようにしてみた。半年あとに，X病棟とY病棟の患者の認知機能を比較してみた…」

以上の研究の倫理的問題はどこにあるかは書くまでもないと思うが，これに類したような治療的介入についての研究はしばしば投稿されてくる。倫理的な問題が生じるかもしれないことに，研究計画を立てるときに思いついていれば，適切な倫理的配慮と参加者への十分な説明の必要性はおのずと明らかになるはずである。

2）症例報告におけるプライバシー保護

症例を報告する際には患者のプライバシー保護が重要である。個人情報保護委員会と厚生労働省による「医療・介護関係事業者における個人情報の適切な取扱いのためのガイダンス」がすでに公表されている。ここでは「特定の患者・利用者の症例や事例を学会で発表したり，学会誌で報告したりする場合等は，氏名，生年月日，住所，個人識別符号等を消去することで匿名化されると考えられるが，症例や事例により十分な匿名化が困難な場合は，本人の同意を得なければならない」とされている。しかし精神科では当然他科よりもより慎重な取り扱いが必要である。

現在，患者からの同意取得をどのように示すかは医学雑誌ごとに異なっている。ちなみに『精神科治療学』誌では「投稿論文に関わる研究について，対象者などに文書または口頭で同意を得たもの，および著者の所属機関の倫理委員会の承認を得たものは，その旨を方法に明記して下さい。また症例記述については匿名性を最大限ご配慮下さい」となっている。国際誌などでは「書面による同意」を求められることがふつうである。

日本精神神経学会の倫理委員会から，症例報告について学会員が遵守すべき事項を記載したガイドライン（2018年改訂の「症例報告を含む医学論文及び学会発表におけるプライバシー保護に関するガイドライン」とそのQ&A）が発表されている。ここでは原則として，十分な説明（症例報告の目的・意義，発表内容とその方法）の後，患者や家族（場合によっては親権者や法定代理人）から同意を得ることとされている。例外規定もQ&Aに詳説されている。この規定は，日本精神神経学会の主催する学会発表や学会誌における症例報告を想定しているが，今後他の学会や商業誌も採用する可能性がある。これから症例報告を行う予定がある場合は，現時点で最も厳格なこのガイドラインの要請を満たしておくほうがよいであろう。ちなみに上記の日本精神神経学会の規程では，原則文書による同意が望ましいとされているが，口頭で同意を得てその旨をカルテなどで記録しておくことも許容されている（その書式例も用意されている）。

患者からの同意は，いきなり依頼するよりも，治療中に可能であれば学会などで発表したいことを適宜伝えておくのがよいであろう。その際，発表したい理由だけでなく，十分なプライバシー保護をすることを説明する。発表者側の適切な治療方針と誠実な説明のもとに信頼関係が樹立されていれば，同意がとりにくいことはないであろう。また，そのときには患者に自己決定能力があるかどうかを評価し診療録に記載しておく。

なお診療録などから後方視的に複数の症例を取り上げてまとめた研究も，ケースシリーズとなり得る。この場合，個々の症例から同意を得ることは容易でなく，オプトアウト（情報を公開した上で，本人が拒否する機会を提供すること。ホームページや院内の掲示で行われることが多い）の手続きが必要になることもある。病院などに勤務している場合は，事前に所属施設の倫理委員会での承認が必要になるため，事前に委員会に相談しておくほうがよい。

論文は公開されることになるために，患者のプライバシーについてはきわめて慎重な対応が必要である。当然個人識別ができないようにしなければならない。入院や初診日時が明記されていてはならない。執筆者の所属（勤務先など）は論文に書かれるので，対象患者がどの病院にかかったかがわかってしまうこともある。とくに地域の病院などでは注意が必要である。プライバシーにかかわる記述（日時・場所・職業など）は論文の主旨を損なわない限り略すか改変するようにする。たとえば，入院日を「10月6日」のように確定的に示す必要がなければ，「X月Y日」でよいのでは？ さらにそこを基準として，前後の時間の記載を「X＋2月」や「X－1年」などと表記すればよい。あるいはもっとぼやかしてよければ，「上旬」くらいにしておくのもよい。K大学とかT病院ではなく，単純にアルファベット順にA大学，B病院とすべきである。本人以外の人が読んで，「これはあの人だ」と同定できないようにするというのが原則である。

写真の掲載にあたっては厳重に注意。目隠しだけでよいかよく考えよう。顔写真は必要不可欠な場合のみとし，目を隠すだけでなく全体をぼやかすなどの工夫が必要となることがある。写真でなくイラストでもよいかもしれない。どうしても個人の特定ができてしまいそうな場合は，症例となる患者（あるいはその家族）からの承諾が必要になるであろう。脳波や画像データをそのまま複写すると，病院名や個人名がうっかり残ってしまうことがあるので注意しよう。

4）薬や治療法などの適応外使用は悩ましい

薬や治療法などの適応外使用についても慎重な対応が必要である。事の当否はさておいて，日常の診療は日本の医療保険制度のもとにおこなわれている。医療保険制度のもとでは，薬物の用法・用量は定められており，「その枠を越えて使用するときには，健康保険組合からは医療費の支払いはなされないことがある」というのがルールである。もちろん，適応外使用は「違法」ということではないが，医療事故が起きた場合，医薬品副作用被害救済制度からの援助は受けられない可能性があり，それによってもたらされた結果はすべて医師の側が負わなければならないことがある。とはいえ，日常的によくおこなわれている適応外使用がたくさんあることも事実である。せん妄に対するhaloperidolの適応外使用などは有名であるし，世界では他の疾患にも使われている薬物でありながら，わが国では適応症が限られているということは数多くある。

薬物の工夫によって新しい治療法を開発するというのは，医師にとって興味の対象となりやすいためか，既存の薬物を適応外使用して効果があったという症例報告は比較的多く投稿される。すべての適応外使用を否定しては，新しい治療法の展開がなくなってしまうであろう。しかし，学問的な根拠のない思いつきのような適応外使用であってはならない。また，適応外使用である旨のインフォームドコンセントは必要である。そのときには副作用の発生などに対して普段以上の注意が求められる。雑誌としても社会的な責任があるので，むやみに適応外使用を容認するような論文は掲載したくない。投稿者は適応外使用であることと，想定される副作用などについて本人やその家族（とくに本人の同意能力がないときは必須）などに説明し了承を得たことを本文中にきちんと記載しなければならない。

5）精神療法を含む非薬物療法でも同様である

薬物に限らず，新しい精神療法などの非薬物療法についても同じことがいえる。いまだ精神医学界で広く受け入れられていない治療法などについては，患者にたいして医学的根拠や副作用の説明，さらにはその治療法を受け入れなかったときに不利にならないことの保証などは，薬物療法と同じように必要となるであろう。患者にとっても，医師の思いつきのような特殊な精神療法を知らないうちに受けていたとしたら，心外であろう。

6）法的な入院手続きの正当性

精神科の場合，いうまでもないことであるが，「医療保護入院」や「措置入院」などになった場合は，その手続きが正しくおこなわれたことがわかるように記述しておく必要がある。

II．執筆の順序

文章を書くことに慣れている人であるならば，ワープロソフトさえあれば執筆の順序などはどうでもよいのである。しかし，ここでは書き慣れていない人向けにいくつかのヒントを挙げてみよう。少なくとも筆者は次のような順序で書くべきことを整理している。

1．キーワードを探す

まずこれから執筆する論文のキーワードを探そう。いくつか論文の要点となる言葉があるはずである。いうならばセールスポイント，あるいは最近のはやり言葉でいえば「うり」である。できるだけ挙げていき，整理しながらまとめていこう。この段階では，通勤の途中など仕事をしていないときに思いついたものを手帳などに記入しておくのもよい。カードを使うのが好きな人もいる。この段階では机やコンピュータの前でうなっていても能率的ではない。時間のあるときにぽつぽつ思い出して，カードや手帳，あるいはスマートフォンにメモとしてアイデアをためていくのが賢明である。

次にこれらのキーワードを１つの文章としてまとめ，目次のように並べて順番に整理していこう。大項目と小項目に分けて階層化していくと，これから書き加えるべきところがわかりやすい。これを手帳に書きとめておくかワープロにメモのように書き込んでいくとよい。これで暫定的な論文のアウトラインが完成する。論文はいきあたりばったりで書いていくと，まとまりが悪いだけでなく，書き落としが出てきてしまう。頭のなかにある程度書くべき項目がそろったあとは，アウトラインを考えながらまとめ上げていこう。

2．教科書や総説を読む

症例報告をまとめる際に，教科書や総説論文を読んで必要最低限の知識を整理しておこう。教科書は医学生向きのものはもちろん，英文で有名な教科書などが適当である。部分的に読むのであれば，英文でもさほど苦痛ではないであろう。南山堂の臨床精神医学シリーズは，そばにあれば百科事典的に使えて便利である。索引も充実している。高価なので個人で取り揃えることはむずかしいが，大学や精神科病院などでは院内図書として備えつけられているかもしれない。

最近は国内の精神医学雑誌も多数発刊されており，関連した総説などが載ることも多い。最新の論文なども紹介されるので，自分の興味のある総説を熟読しよう。英文の review も役に立つが，長いと読むのはちょっとしんどいし，わが国の臨床家の興味とは必ずしも一致しない視点で書かれていることに留意する必要がある。

3．関連論文の検索

キーワードに沿ってすでに発表されている論文を探してみよう。ひょっとすると，すでに自分の考えていたことと同じことが発表されているかもしれない。また，関連文献を読んでいるうちに，自分になかった視点や，記載しなければならない項目などに気づくこともある。したがって，文献はいざ執筆となる前から少しずつ集めて読んでおくくらいがよい。しかし，そのときには論文をあまり細かく読み過ぎないほうがよいであろう。とくに最初の文献を詳しく読み過ぎると，視野が狭窄しがちになる。最初は多くの文献を広く浅く読んでおくことにしよう。論文をある程度書き上げてから，もう一度文献を細かく読んでいくと，自分の論文で抜け落ちている論点がみつかったりする。

ただし，あまりにたくさんの論文を先に読んでしまうと，「すべての事柄はもう報告されている。これ以上自分が付け加えることなどない」と意気消沈してしまうかもしれない。たくさんの論文を読んでいて，きわめて博識でいながら，論文自体はあまり書かない先輩がいる。ひょっとするとこの状態なのかもしれない。こういった状態は完璧主義者に多いような気がする。症例は細かくみれば当然それぞれ独特である。まったく同じ報告にはならないはずなので，新奇性に拘泥しすぎて，かえって報告の意欲を低下させたりしないようにしよう。

4．どの部分から書き始めるか

次はそれぞれの項目の間を文章で埋めていく作業になる。しかし，必ずしも頭から書いていく必要はない。原則は書きやすいところから書いていく。一気に書き上げられるところもあるし，断片的になってしまうところもある。ワープロソフトならばその後の修正や加筆は楽なので，ともかくたくさん書いていこう。そのあと足りないところを補足し，余分なところは削ればよい。図表があるならそれを一番先に作成するのも賢明である。図表があると，頭のなかでの整理が進み，症例も考察しやすくなる。とにかく最初から完全な原稿を書こうとしないことである。

途中で仮の表題を考えよう。表題は論文の顔となるのである。これが１つに決まれば，流れが決まり，執筆はずっと楽になる。表題の細かな表現などは最後に決めることとして，ここで看板を打ち出せないと，なにを中心としてのべるべきかわからなくなり，先に進まないことがよくある。

これらの断片を編集しながら，徐々に全体の流れを考えていこう。先に暫定的に作った道筋を訂正していく。一般に，症例提示の部分の記述はいつも臨床でやっている仕事なので，取り組みやすいはずである。これをある程度完成しよう。次に考察と序論をほぼ同時に作成しよう。序論から順番に書いていこうとしないほうがよい。それは，考察と序論の関係の調和をとるためである。ふつう，序論で問題を提起し，考察で解決を提示するというのが論文の流れである。この対比がよくなされていないと，読みづらい論文となってしまう。頭から書いていくと，どうしても全体の論旨の流れが悪くなり，始めと終わり（序論と考察）で論旨がずれてしまうことがある。

5．最後に抄録を書き上げる

最後に，抄録を書き上げよう。論文全体を眺めて，規定字数内の締まった文章にしよう。抄録は論文全体のまとめであり，序論と同じではないことに注意すること。表題をもう一度再考してもよい。魅力的な表題はそれだけで読者の読みたいという意欲をわかせるからである。引用文献の整理もしておこう。

6．以上の作業は一気にやってしまいたいところであるが…

本来ならば以上の作業は一気にやってしまいたいところである。一度テンションを下げてしまうと，なかなか論文の続きは書きづらいものである。とはいえ，日常業務に携わりながら論文を書くとなると，そうはいかないのも現実である。実際，当直明けに論文の続きを書くなどというのは，そうとうエネルギー水準の高い人でないと無理である。しかし，「いつでもいいや」と終了時点を決めないと，たぶん途中でめげてしまうであろう。そこで，自分で可能な仕上げ時期を設定して，それを遵守するようにしよう。まわりに何月までに論文を仕上げるぞと宣言して，自分を追い込んでいくのも手かもしれない。

III. とりあえず論文が完成したあと

1．文章を推敲しよう

誤字や脱字などの単純な間違いはないかよく調べよう。ワープロの変換ミスはよくみられる。英文のスペルミスもきわめて多いと，素人っぽくて見苦しい。英文では，ｒとｌ，ｉとｙ，語尾のｅの有無などに注意しよう（表6－2）。不確かならば辞典をもう一度参照すること。日本語の学術用語も勘違いして覚えていることがある。表6－3にそのいくつかを示した。さらに，主語と述語が不一致な文章がないかをよくチェックしよう。話し言葉としてはすんなり耳に入ってしまうが，文章となると読みにくくなる。とくに文章が長くなったときに起こりやすいので注意すること。

2．しばらく論文をほうっておこう

これらの作業の後，しばらく論文をincubateしよう。1，2週ほかの仕事をして，また眺め回すと思わぬ間違いがみつかることがある。もちろん世紀の大発見をしたときはこの限りではないが…。

3．他の人に読んでもらおう

最後に，論文を書き慣れていてしかも面倒見のよい先輩にみて

表6-2　綴り間違いをしやすい英文

正	誤
alprazolam	alprazoram
amitriptyline	amitryptiline
citalopram	citaroplam
clonazepam	cronazepam
dopamine	dopamin
haloperidol	haloperidole
milnacipran	milnaciplan, mirnaciplan, etc
narcissistic	narcistic
narcissism	narcism
noradrenaline	noradrenalin
prednisolone	predonisolone
serotonin	serotonine
social skills training	social skill training
trihexyphenidyl	trihexyphenidil, trihexiphenydil, etc

もらおう。自分の思い入れが強い論文では，えてして独善的な議論となってしまうことがある。このようなときには，先輩の忠告はありがたい。また，変換ミスなども自分より第三者のほうがみつけやすいものである。もっとも，症例報告をあまり書いたことのない先輩には，失礼かもしれないが，みせないほうがよいかもしれない。「こんな当たり前のことを書いてどうするのか」といった調子のことをいわれて，めげてしまわないように。先輩医師にみてもらうときには，失礼にならないようにきちんと完成した段階のものをみせること。書きかけの文章を渡すのは失礼である。自分の書いたものを第三者の目でみてもらうことはとても重要である。日ごろのおこないを正して，このような親切な先輩に失礼のないようにしておこう。

表6-3　勘違いしやすい用語

正	誤
Studentのt検定	studentのT検定
χ^2検定	X^2検定
過敏性腸症候群	過敏性大腸症候群
抗精神病薬	向精神病薬
向精神薬	抗精神薬
不安障害	不安性障害
片頭痛	偏頭痛*
パーソナリティ障害	パーソナリティー障害

＊内科学用語集ではmigraineの訳は片頭痛

IV．こういう場合はどうしたらよいか

1．論文が長くなりすぎた

書き出しには難渋するものの，書き始めるとけっこう長くなってしまい，投稿規定をはるかに越えてしまうことがある。しかし，長くなった論文を削り込むほうが，短い論文を延ばすより，よい論文ができる可能性が高いものである。そのときにどのように縮めたらよいかを提案しよう。

まず論点を絞ることである。論点が拡散してしまい，あれもこれも多くの話題に触れすぎていないか読み直してみよう。考察が長くなっているようならば，もとの論点に戻ってこの論点を中心とした記述とし，余分なものは削るのがよい。また同じことをあちこちで述べていないかを調べる。本文と考察で同じ文章を繰り返していないか，考察で結果をそのまま繰り返していないかなど

を検討しよう。

図表は必要最小限とする。図表で示すのはデータのうちでもとくに強調したいものや，文字では表現しづらいものに限るようにしよう。たとえばアンケートなどの調査で図表がどうしても多くなりがちなときには，対象者の男女数をわざわざ円グラフで示す必要はないであろう。グラフ１枚の情報は，たった２つの数字である。特別に男女の比率を強調したいのでなければ，表中の１行ですむ。

それでも字数が多すぎる場合は，引用文献を精選しよう。代表的な総説があればそれを引用し，個々の論文の引用を避けると引用論文数を減らすことができる。

２．論文が短すぎた

論文を書き上げたものの，他の論文に比べると，どうも短すぎてしまうこともある。短いのはそれだけ記述がコンパクトでよいのだといえなくはない。しかしよくみられるのは，第三者にとっては自明でないにもかかわらず，著者自身はよく勉強したために説明や前提条件などを端折って書いてしまうことである。読者が限られた専門家集団であればそれでもよいが，一般の精神科医を対象とするのならば親切な記述をしてもらいたい。ある程度説明的あるいは導入的な文章を書いていくと，非専門家にもわかりやすい論文ができあがる。このような作業は，実は書き手にかなりの知識を要求するものなのである。生半可な理解であるほどやさしく書けない。広く深い知識をもっている大家が余裕をもってやさしい文章を書くと，含蓄のある論文ができあがることはよく経験されることである。

3．論文がなかなか書けない

世の中には，なかなか論文の書けない人もあれば，週刊誌のように次々と書き上げていく人もいる。たくさん書けばよいというのではもちろんないが，書いたほうがよいのに書けないというのはつらいものである。その理由はどのあたりにあるのであろうか。

まず，自分の仕事の意義がわかっていない人がいる。上からむりやり書けといわれていても，自分の経験した症例のどこが興味深いのかわからないのである。これは，指導医の説明や指導不足か，本人の勉強不足である。また，一生懸命書いて投稿したあげく，査読者からあれこれあげつらわれるのは嫌だという人もいる。だれでも他人から非難されるのは嫌なものである。しかし，以前にも述べたように査読者はこの論文をよりよいものにしようとして意見をいうボランティアなのである。投稿者個人の能力，ましてや人格をけなしているのではないことを銘記してほしい。

自分のデータに自信がなく，あれもこれもしなくてはと考えて，いつまでたっても準備が終わらないという強迫的な人もいる。論文では最終的にその価値を判断するのは読者である。投稿者はその時点で最善のデータと解釈を提示すればよいのである。未来永劫の真実を追求しそれを書くというわけではない。どうもこのような強迫的な書き手は，精神科医に多いような気がする。

一方で，文章を書くのがとにかく苦手という人がいる。精神科医はカルテを文章で埋めることが多いので，他の科の医師よりはずっと文章を書くことに慣れているはずである。とはいっても，最初はだれにとってもまとまった文章を書くというのは大変である。最初は大変でも，２回目からはずっと楽になるものである。諸先輩のなかには「文藻豊かに」症例報告をされる人がいて(それが精神医学的に適切かはともかく)，文章表現の稚拙な筆者などは忸怩たる思いをしたことがある。それでも，徐々に自分の文体はできてくるものである。

最後に教訓。人に批判されるのが大嫌いな人，第三者の目で自分の文章を眺められない人は論文を書けない。

４．どんな論文が投稿されているのかわからない

定期的に国内誌や国際誌を眺めていると，投稿世界の現状を知ることができる。表題だけを読んでも，どのようなテーマで投稿がなされているかの様子を垣間みることができる。自分の投稿しようと思っている内容と類似したテーマを扱っている場合には，論文を取り寄せて読んでみよう。自分の書こうと思っている症例との相違点，考察での論点の違いなどは大いに参考になる。したがって，雑誌に掲載された論文の表題や抄録くらいはできるだけ読む習慣をつけよう（すべての記事を熟読する必要はない)。日常臨床で忙しく，図書館へいけなくても，インターネット上で国内誌のホームページを開けば，最新号やバックナンバーの目次をみることができる。医学中央雑誌やJDream IIIを使えば，論文によっては抄録を読める場合もある。国際誌であればホームページでabstractを読むことができる。大手医学出版社の電子メールサービスに参加すれば，定期的に指定した雑誌の最新号の目次が送られてくる。学会誌でも学会ホームページで同様のサービス

を受けられる。暇なときに眺めてみよう。

うれしいことに，最近欧米の学会誌はなるべく free access の方向に向かいつつあるようである。American Journal of Psychiatry，JAMA Psychiatry，British Journal of Psychiatry，Canadian Journal of Psychiatry，および一般誌の BMJ (British Medical Journal) や JAMA などは，一定期間（1年とか半年）過ぎれば無料で内容をインターネット上で読めたり，PDF をダウンロードできたりする（一部，そのために登録が必要なこともある)。わが国でも科学技術振興機構主催の J-STAGE で同様の試みがなされている。Google scholar (http://scholar.google.co.jp) で論文を検索すると，しばしば pdf ファイルが公表されていることがある。最近では open access の雑誌や，論文ごとに著者が負担して無料でダウンロードできる仕組みもできている。そのため，一般商業誌でも論文によっては無料で読むことができることがある。

5．文献の集めかたがわからない

論文を書こうと思った時点から関連文献を探すのは大変である。経験した症例についてなんらかの問題意識をもった時点から代表的な文献を探し出しておくのがよい。少なくとも文献のリストくらいは作っておいたほうがよい。いざ論文を書こうと思い立った場合には，医学中央雑誌，JDream IIIや PubMed などを使って，関連文献を探すことになる。この方法については以前にのべた。表題や抄録から参考になりそうな論文をピックアップしたあとは，その論文全文を入手しなければならない。実際の論文を手に入れようとするときには，ある程度の手間と費用が必要となる。図書室の充実している病院や大学であれば，出版社の電子文献データベースサービスに契約しているので，そこからインターネット経由で別刷りのPDFを得るか，あるいは配架されている雑誌からコピーをとる。施設で契約していない雑誌の場合は，有料であるが他の図書館にコピーを依頼できることもある。詳細は各図書館の司書に相談すること。個人にたいしても文献を仲介する会社があり，インターネット上で申し込むことができる。最近医学中央雑誌はこのような会社と協定するようになり，検索画面から直接に文献コピーを請求できるようになった。JDream IIIにも同様のサービスがある。国会図書館でも登録すれば資料の郵送複写サービスを利用できる。国際誌であれば，雑誌を購入していなくても，目的の論文だけ出版社からインターネットを介して個人的に購入することができる。少々高くつくのが欠点で，1件につき，20～30ドルくらいをクレジットカードで支払うことになる。著者に手紙やメールなどで別刷り送付を依頼することもできるが，送ってくれるかどうかは著者次第である。昔はこの方法がよくとられたが，今はほとんどおこなわれなくなった。

6．文献の管理

以前は論文執筆の際，コピーした関連文献を机の横に山積みしていたものである。この方法は文献がたくさんになると整理できなくなるという欠点がある。文献のハードコピーは最小限にして，なるべく論文をPDFファイルなどにしてコンピュータに保存しておくのが賢明である。そうすれば，あとはPubMedや文献管理ソフトのEndNoteやMendeleyなどを使って簡単に探し出すことができる。

文献データベースのファイルは項目別に細分化しないほうがよい。とにかく大きなファイルにしておいて，あとから本当に必要となる文献をキーワードで検索するほうが便利である。とはいっても，実際は文献にマーカーをつけたり，赤線を引いたりするために，プリントアウトやコピーなどの紙媒体はどうしても必要になる。この紙媒体の整理については筆者も名案はない。まとめてキャビネット内に並べているだけである。このあたりは，個人のおかれている環境や好みによって工夫せざるを得ない。

参考文献

1）厚生労働省：「人を対象とする医学系研究に関する倫理指針」．(https://www.mhlw.go.jp/file/06-Seisakujouhou-12600000-Seisakutoukatsukan/0000168764.pdf)

2）個人情報保護委員会，厚生労働省：「医療・介護関係事業者における個人情報の適切な取扱いのためのガイダンス」．(https://www.ppc.go.jp/files/pdf/iryoukaigo_guidance.pdf)

3）日本精神神経学会：「症例報告を含む医学論文及び学会発表におけるプライバシー保護に関するガイドライン」．(https://www.jspn.or.jp/modules/basicauth/index.php?file=activity/h29/patient_privacy_considerations_guideline20180120.pdf)

4）日本精神神経学会：「症例報告を含む医学論文及び学会発表におけるプライバシー保護に関するガイドライン」Q&A．(https://www.jspn.or.jp/modules/basicauth/index.php?file=activity/h30/rinri_faq20180615.pdf)

文献サービス：

- メディカルオンライン：http://medicalonline.jp
- サンメディア：http://www.sunmedia.co.jp/
- ㈱インフォレスタ：http://www.inforesta.com
- ㈶国際医学情報センター：http://www.imic.or.jp/

第7章
専門医・認定医申請のための症例報告の書き方

最終章では専門医・認定医申請のためのケースレポート（症例報告）の書きかたを簡単にまとめてみることにする。おもに形式的な事柄についてのべ，ケースレポートの内容についてはこれまでのべてきた事柄に注意しながら作成してもらいたい。

Ⅰ．申請のためのケースレポートの字数

ケースレポートの字数については，各学会の申請書をよく読んでほしい。表7-1に代表的な精神科関連学会の認定医・専門医，および精神保健指定医でのレポートの字数をまとめてみた。児童青年精神医学会が例外的に長いが，おおむね1,500～2,000字くらいである。字数の多少の増減は審査の許容範囲かもしれないが，2，3割も超過したりするのは非常識である。

1つの症例を2,000字くらいとすると，かなり要点だけを書くように執筆しないと，すぐに超過してしまうものである。かといってはじめから切りつめて書くと，項目によっては内容の薄いところと濃いところが出てきてしまうので，まずはあとで削除するつもりで，さらさらと書いていくほうがよい。

表7-1　精神科関連学会の専門医・認定医，および精神保健指定医申請のためのケースレポート（症例報告）

精神保健福祉法指定医	1,200～2,000字
日本精神神経学会の専門医	1,500～2,000字
日本総合病院精神医学会の専門医	約1,200字
日本老年精神医学会の認定医	1,200～2,000字
日本児童青年精神医学会の認定医	4,000～5,000字

II．どのような患者を症例として選択すべきか

経過が書きやすい患者となると，初診から一貫して主治医となっている場合であろう。引き継いだ患者で初診時の病歴などが明らかでないときは，カルテなどをひっくり返してよく補完しておくこと。初診時に自分が診察していないと，発症までの経過が書きづらく，症例全体をいきいきとした表現で記述することがむずかしくなりがちである。入院中は他の医師が担当し，申請者は外来しか担当していないような場合も避ける。治療目標をどのように設定し，どのような治療をおこない，さらにその結果がどうなったかが，審査者によく理解できるような症例が望ましい。

診断のむずかしい症例は避ける。だれにとっても診断のむずかしい症例はある。あえてこのような症例を取り上げて，審査者と「学術論争」をしないこと。症状が複雑に経過し，最終的な診断が初診時とは大幅に違ってしまった場合なども，避けるほうが賢明である。治療で悩まされたぶん，書くことはたくさんあるかもしれないが，その経過を要点よく記述するのはむずかしい。合格

率をみれば，専門医や認定医といっても，そのサブスペシャリティーの分野で平均的な知識をもっていることを示せばよいことがわかる。自分がいかに優秀な専門家であることを宣伝したり，いかに治療に難渋したかをのべたりする必要はない。ごく一般的な症例がよい。

Ⅲ．記載にあたって押さえておくべきこと

日本精神神経学会の専門医レポートは，「精神医学的素養，臨床技能，精神医学に対する姿勢」が審査者に正確に伝わることが目的であると考えればよい。したがって，診断や治療計画が合理的であるか，症例とどのような治療的かかわりをもっていたかを明確に記載することが大切である。また，精神保健指定医の場合は，当然精神保健福祉法に則った治療をしているかが問題となる。いずれにしても，細かな書きかたなどについては，申請書式や「受験者の手引」などを読むとよい。症例によって項目の立てかたや，記載の重点領域が変わってくることは当然であるが，項目の配分に大きな偏りがあってはならない。

Ⅳ．申請書の症例報告で記載すべき項目

記載すべき項目は申請書などに書いてあるので，よく読んで確認されたい。最終診断名を申請書の最初に書くか，治療経過の最後に書くかなどが，学会ごとに多少とも異なっていることがある。以下に挙げた項目はかなり細かなものも含んでいるので，症例ご

とに適宜統合したり削除したりしてもよいであろう。

1．患者のプロフィール

年齢：多くは入院時あるいは初診時の年齢であろう。ともかくどの時点での年齢かをはっきりさせる。この年をX年と表記して，以後ここを基準として前後関係を記載する。日本精神神経学会では主治医としてかかわり始めたときの患者の年齢とされている。

性別：氏名は不要である。「○山○男」とか「Y. M.」などのイニシャルにはしないこと。

職業：プライバシーに配慮してぼやかすこともある。

2．主訴

初診時主訴：本人の訴えを簡潔に記述する。いきなり精神科用語で，「精神運動抑制」とか「関係妄想」などと紋切り型の表現をしないこと。ただし本人の訴えをそのまま書いて，まとまりなく羅列するようなことも避ける。場合によっては，主訴は家族などからの訴えとなることもあるだろう。

3．既往歴や生活史

家族歴：関連疾患が家族内にみられるかを記載する。

既往歴：現病歴に含ませる書きかたもできる。一般には身体疾患などの既往を書くことになるだろう。ないときには「なし」と書いて，空白にしないこと。

生活史，生育歴，あるいは生活歴：このなかに現在の疾患と関連した既往歴を書き込むこともできる。家族構成，養育歴，学歴，職歴，婚姻歴などを記載。ただし，ここを細かく書きすぎると，レポート全体のバランスが悪くなるので注意。必要に応じて簡略に記載する。

疾患と関係しているようならば，家族関係なども書く必要もあるであろう。児童思春期の症例では，発達歴と教育歴を詳しく書き，家族内力動もわかる範囲で記載する。

病前性格：必要に応じて記載。ただし，病前の性格か原疾患の前駆症状か，わかりにくい場合もありうるので，あまりこだわる必要はない。

4．現病歴

現病歴：発症から初診までの経過を時間軸に沿って記載する。

初診時所見，診断とその根拠，治療方針：身体所見や検査所見も含めて，精神症状を正確に記載する。診断については，きわめて典型的である場合を除き，ある程度の鑑別診断を挙げておくほうがよい。初診時に申請者がどのような根拠でその診断にいたったかの思考過程を明らかにする。その診断のもとに，以降の治療計画や方針がどのように立てられたかがわかるように記載する。申請者には専門医あるいは認定医としての精神医学的素養や臨床技能などを有していることが求められているので，それを証明するような記載をすることが大切である。入院の場合はその目的と入院形態を書く。また，精神保健指定医のケースレポートの場合は，入院形式をめぐって精神保健福祉法の条文に関する詳細な記載が必要である。

身体所見と検査所見：身体疾患では正確な身体症状の評価と主

要な検査所見を記載する。

5．治療経過

本人や家族に対してどのように説明したか，どのような根拠で精神療法や薬物療法を開始したかを記載する。日本精神神経学会の専門医のレポートでは，患者本人や家族とのかかわり，それによる主治医との関係の変化などについても記載することが求められている。患者や家族に対する病名告知と患者の治療に対する同意についても記載する。この項目に限らないが，箇条書きのような素っ気ない書きかたは避ける。

薬物療法では要領のよい記載が望まれる。投与量は1日量として記載し，緩下剤などの補助薬は省略してよい。薬品名は一般名をカタカナで表記するのが標準である。適応外使用，禁忌，慎重投与，併用注意などがあった場合は，合理的な根拠のあったことを明確にすること。

6．診断名

申請書によっては症例プロフィールのあとにただちに記載することもあるであろう（例：日本精神神経学会の専門医）。ICD-10の診断名を付記することを求められることもある。必ずしも従来の診断名とICD-10の診断名は1対1に対応しているわけではない。ICD-10の診断システムに慣れていなければ，章末に挙げた診断ガイドラインを読んで確認しておこう。

7．考察

日本精神神経学会の専門医では，症例を通じて学んだこと，診断・治療の評価，今後の課題（社会復帰への方針も含む)・対応方針について記載するとされる。ここで教科書的な知識を広げたり，診断についての長々とした議論をしたりすることは避ける。その他の申請書では，診断の検討や治療方針をここに記載することもある。薬物療法・精神療法・家族への対応・他職種との協同などについても記載する。また，依存症の症例では依存の様態(身体依存・精神依存・耐性の形成）や依存にいたった心理社会的要因なども記載する。場合によっては今後の治療予定（計画)や転帰などについても触れてよいであろう。

Ⅴ．最後に

とりあえずできあがった症例報告は，公式の文章となるものであるから，時間をおいて何度も読み直すほうがよい。拙速に作り上げると，あとで思わぬところが抜けていたりして冷や汗をかくことになる。できれば職場の上司や同僚などに読んでもらって，単純な誤字脱字や，文章のいいまわしなどをチェックしてもらうとよい。職場の管理者がすでに専門医である場合には，部下や後輩の作った文章をチェックすることは，それこそ専門医あるいは指導医としての義務である。逆に若い医師には，上司や先輩と普段からよいコミュニケーションを取れるようにしておく必要がある。このように風通しのよい職場であることは，診断や治療がきちんとしていることでなく，職場全体としての働きがよいことの証拠でもある。よい職場でよい研修をすることが，よい症例報告を作り上げるための最大の要因である。情報量の少ない文章をこねくり回しても，けっしてよい症例報告はできない。

参考文献

1）山内俊雄，松原三郎（編）：精神科医のためのケースレポート・医療文章の書き方実例集．中山書店，東京，2011．

著者略歴

仙 波 純 一（せんば じゅんいち）

1951 年　横浜出身
1977 年　東京医科歯科大学医学部卒業
1985 年　東京医科歯科大学医学部神経精神医学教室医員。
その後助手，講師を経る
1993 年　放送大学助教授
2000 年　放送大学教授
2007 年　さいたま市立病院精神科部長，現在に至る

精神科症例報告の上手な書き方　第 2 版

2019 年 4 月 25 日　第 2 版第 1 刷発行

著　　者　仙 波 純 一
発 行 者　石 澤 雄 司
発 行 所　㍿星 和 書 店
〒168-0074　東京都杉並区上高井戸 1-2-5
電 話　03（3329）0031（営業部）／03（3329）0033（編集部）
FAX　03（5374）7186（営業部）／03（5374）7185（編集部）
http://www.seiwa-pb.co.jp
印 刷 所　株式会社 光邦
製 本 所　鶴亀製本株式会社

 ISBN978-4-7911-1012-4